Impfschaden durch Corona Impfung 2022

Neuste

Daten, Zahlen, Fakten und Beweise

Karl Müller-Rex

IMPRESSUM

Impfschaden durch Corona Impfung 2022 - Neuste Daten, Zahlen, Fakten und Beweise

Bibliografische Information der Deutschen Nationalbibliothek: Die Deutsche Nationalbibliothek verzeichnet diese Publikation in der Deutschen Nationalbibliographie; detaillierte bibliografische Daten sind im Internet über dnb.dnb.de abrufbar.

Originalauflage

Verlag: Resonanz Buchverlag (RBV) - Iserbrooker Weg 13 - 22589 Hamburg
Herstellung: BoD – Books on Demand, Norderstedt

ISBN 978-3-949859-02-1

Design und Layout: *atelier conception*, Hamburg
Erstellt mit Canva Pro Media Stock, Canva Pty Ltd.

Gender-Hinweis
Aus Gründen der besseren Lesbarkeit wird auf die gleichzeitige Verwendung der Sprachformen männlich, weiblich und divers (m/w/d) verzichtet. Sämtliche Personenbezeichnungen gelten gleichermaßen für alle Geschlechter.

WIDMUNG

Für alle Menschen.

Denn wir können es nur

gemeinsam schaffen!

„Ich bin nicht Eurer Meinung,

aber ich werde darum kämpfen,

dass Ihr Eure Meinung ausdrücken könnt.“

Voltaire

französischer Philosoph und Schriftsteller

1694–1778

INHALTSVERZEICHNIS

EINLEITUNG

Liebe Leserinnen und Leser,

Fakt oder Fake? Das ist hier die Frage.

Noch nie zuvor konnte man sich so wenig darauf verlassen, dass das stimmt, was man in der Presse liest, in den Nachrichtensendungen hört, in Suchmaschinen nachschlägt oder in sozialen Netzwerken zur Kenntnis nimmt. Kaum ist eine Schlagzeile veröffentlicht, kommt eine Gegenschlagzeile und erklärt: alles ganz anders.

Die Wörter *Fakt* (Tatsache) und *Fake* (Fälschung) haben zwar eine sehr ähnliche Schreibweise, ihre Bedeutung steht sich aber diametral gegenüber. Und auch in der Wirklichkeit scheint es offenbar so zu sein, dass Wahrheit und Trugschluss derzeit oft sehr eng beieinander liegen.

Was sich auf psychologischer Ebene hinter dem System aus Aktion und Reaktion verbirgt, ist der Wunsch der Menschen nach *absoluten* Wahrheiten. Die würden Klarheit bringen und eine klare Leitlinie geben, daran könnte man sich so gut orientieren und leichter darauf aufbauen.

Klugerweise wurde ausgerechnet das Bundesinstitut für Impfstoffe auch aus psychologischer Perspektive trefflich benannt. Das Paul-*Ehrlich*-Institut, das über die Impfstoffsicherheit in Deutschland wacht, spiegelt schon durch seinen eigenen Namen jeden Tag tausendfach in der

Presse wieder, dass es (angeblich) die Wahrheit widerspiegelt. Wenn das die Absicht bei der Namensgebung gewesen war, so wäre dies als ein genialer Marketingschachzug zu bezeichnen. Wer will bei so viel *Ehrlichkeit* schon widersprechen?

Aber solche absoluten Wahrheiten sind in der Wissenschaft nicht bekannt. Vielmehr werden sie als unwissenschaftlich abgelehnt. Sie können gerne mal an einer Universität Ihrer Wahl den Versuch unternehmen und dort nachfragen. Man wird Ihnen bestätigen, dass sich alles im Fluss befindet (panta rhei, Heraklit). Festbetonierte Meinungen und angebliche Fakten würden aber sogar den Fortschritt hemmen, somit gelten derartige Denkvorstellungen eher als verpönt, als dass sie wissenschaftlich anerkannt sind. Das ist keine Populärwissenschaft, das ist eben *echte* Wissenschaft, durchgeführt von Profis, bereits seit mehreren tausend Jahren. Wer Ihnen etwas anderes weismachen will, ist eher der Fan von totalitären Ideen, aber nicht von Wissenschaft.

Albert Einstein dürfte so ziemlich jedem Menschen ein Begriff sein. Auf ihn geht die berühmte Relativitätstheorie zurück. Die Dinge sind eben immer nur in Relation zueinander so wie sie sind, aber nicht absolut und losgelöst von ihrem Kontext. Etwas freier formuliert: Was heute so ist, kann morgen unter anderen Bedingungen oder mittels eines anderen Beobachterstandpunktes ganz anders sein. Ein einziges und für alle Zeiten gültiges *falsch* oder *richtig* gibt es innerhalb einer solchen Wissenschaftsauffassung nicht.

Auch im gesellschaftlichen Miteinander sollten wir uns das alle als Vorbild nehmen und wieder mehr den Diskurs üben, denn er bietet die größte Kraft. Ist nicht die gesamte Idee unserer Kultur auf einem ***sowohl als auch*** aufgebaut? Auch die Demokratie, der Humanismus oder die Ideale der Freiheit sind kongruent zu dieser Haltung. Wahrheiten und Inspirationen können in allen Meinungen und Anschauungen gefunden werden. Menschen müssen dies wieder aushalten können.

Ich habe mich mit dieser Schrift daran gemacht, die aktuellen und brennendsten Aspekte der aktuellen Diskussion für Sie kritisch zusammenzufassen. Mein Ziel war es dabei, alle Strömungen miteinzubeziehen und mit an Sicherheit grenzender Objektivität Schlussfolgerungen zu ziehen. Sie dürfen am Ende meiner Meinung sein, Sie müssen das aber nicht. Aber ganz sicher werden Sie persönlich nachher sehr viel eher in der Lage sein zu identifizieren, was wirklich Fakt und was Fake ist, von dem, was sie täglich hören, sehen, lesen und wahrnehmen.

Karl Müller-Rex

Investigativ-Journalist

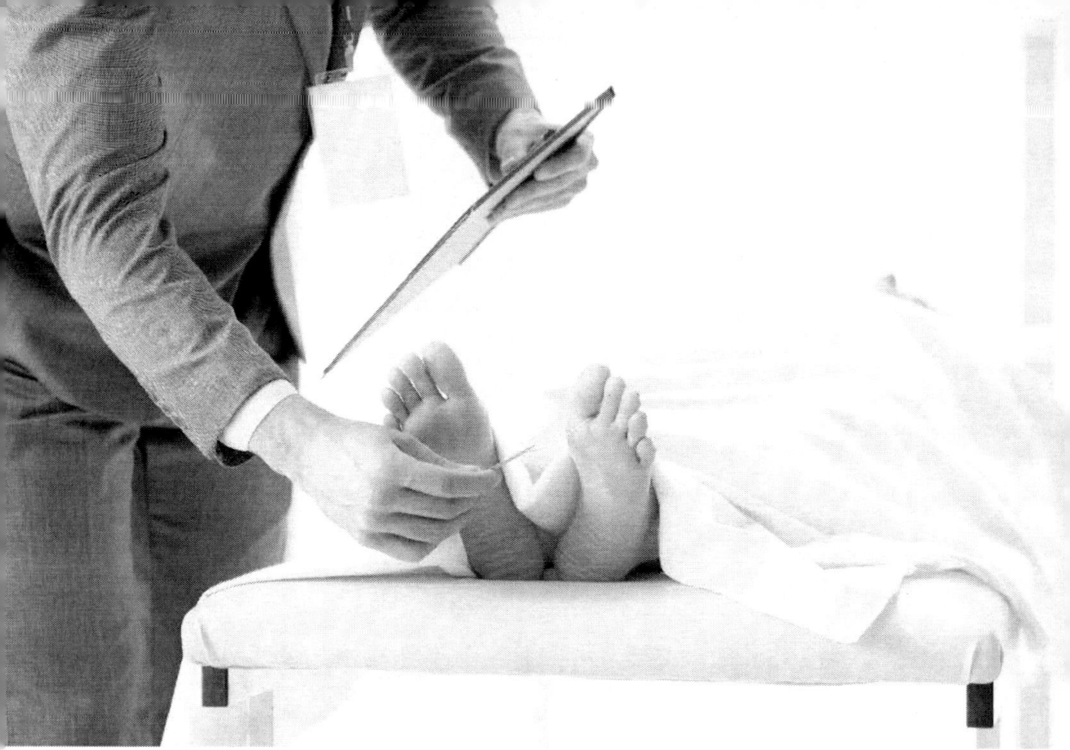

1. Kapitel: Die Lage Anfang 2021, eine kritische Rückschau

Anfang des Jahres 2021 als die Impfkampagne startete, habe ich in meiner ersten diesbezüglichen Schrift bereits deutlich darauf hingewiesen, dass mir der Impfstoff von AstraZeneca *Bauchschmerzen* bereiten würde. Es hieß damals: „*Wie können Sie nur Herr Müller-Rex. Der wurde immerhin in Oxford entwickelt. Diese Leute wissen wohl, was sie tun*". -*Danke*, dachte ich. Ich wollte ja nur meine Meinung teilen und zu Vorsicht, anstatt zu ungebremster Euphorie raten.

Ich kann mich auch noch sehr gut daran erinnern, wie damals alle Tageszeitung und Fernsehsendungen einhellig positiv über AstraZeneca berichtet haben. Welch ein Segen denn nun von diesem Impfstoff über die Menschheit ausgegossen werden würde. Tag für Tag dieselben Lobeshymnen. Alle Zeitungen waren voll des Lobes. Kein Widerspruch weit und breit.

Die ominösen Todesopfer wegen Hirnvenenthrombose tauchten nur in kleinen Schlagzeilen auf und verschwanden sofort wieder, denn sie passten nicht zu dem Siegestaumel. Kritische Meinungen hierzu wurden schlicht kaum beachtet und schnell abgetan als Haltung von Spielverderbern. Die Menschen freuten sich doch so sehr, dass es nun endlich bergauf gehen sollte und nun kamen auch noch diese Impfkritiker, welche wieder das Haar in der Suppe gefunden haben wollten. *Pfui.*

Ich konnte die Leute irgendwie verstehen. Aber es hilft nichts, denn ich habe auch meinen Job zu machen. Und ich habe weiter recherchiert.

Kurze Zeit später mehrten sich die Bedenken und stießen nun auch auf ein offizielles Echo. Es wurde erkannt, dass die schweren Fälle von Hirnvenenthrombose anscheinend doch in einem Zusammenhang zu den Impfungen standen. Zu diesem Zeitpunkt waren aber bereits Millionen von Menschen mit Astra geimpft. *Uuups!* Was jetzt?

Die offizielle Stellungnahme war: Die Probleme waren dem Hersteller AstraZeneca bei Markteinführung nicht bekannt. Es handele sich ja schließlich um neuartige Impfstoffe, die noch in der Erforschung seien. - *Ach so.*

Jedenfalls wäre das jetzt eine Betätigung für Staatsanwälte, Kriminalpolizei und Gerichte, dies zu hinterfragen. Denn Fakt ist auch: Es gab viele Todesfälle, also unmittelbare Opfer durch ebendiese Impfung. Es sind Menschen deshalb gestorben, die vormals kerngesund waren und auch durch Corona eher keine Gefährdung zu erwarten gehabt hätten. Sehr traurig das Ganze, aber eben wahr. Kein Fake, sondern Fakt.

Es waren Wissenschaftler aus der Uni Greifswald, die dann zweifelsfrei belegen konnten und die international dargelegt haben, dass tatsächlich mit einer Wahrscheinlichkeit von etwa 1:40.000 schwere Thrombose-Zwischenfälle mit AstraZeneca auftreten. Grund zu diesem Zeitpunkt: unklar. Übersetzt bedeutete diese statistische Wahrscheinlichkeit: Einer von 40.000 Impflingen wird jeweils in Todesgefahr geraten nach der Impfung mit Astra. Übrigens: Daran hat sich nichts geändert. Der Wirkstoff ist weiterhin auf dem Markt. Er ist keinesfalls überall verboten worden. Er wird nur hierzulande kaum noch nachgefragt. Verständlich.

Das wäre ungefähr so, als wenn sie sich für ein neues Auto entscheiden, eines das als sehr sicher und zuverlässig angepriesen wird und bei der Übergabe teilt man Ihnen noch mit, dass je ein Modell unter 40.000 unkontrolliert in die Luft fliegen wird, man weiß aber nicht welches. Würde irgendwer auf dieser Welt in ein solches Auto jemals einsteigen? Wohl kaum.

Diese Erkenntnis setzte sich dann auch europaweit, mithin sogar weltweit durch, weshalb in einigen Staaten AstraZeneca komplett verboten wurde und auch in Deutschland die Nachfrage erheblich zurückging. Die meisten Menschen waren schlichtweg verunsichert und keiner wollte der nächste sein mit einer Thrombose. Auch verständlich.

Es muss deshalb daran erinnert werden, wer als erster davor gewarnt hatte: die Impfskeptiker.

Das ist alles innerhalb der letzten Monate passiert und nicht etwa innerhalb von Jahren.

Astra Reserven wurden nun zum Beispiel nach Afrika abgeschoben, mit der Begründung, dass man den Impfstoff ja nicht einfach wegwerfen könne und auch die ärmeren Länder hätten ja ein Recht auf *Hilfe*. Aber auch die Afrikaner verfügen mittlerweile über Internet und machen sich schlau, genauso wie die Menschen hierzulande. Malawis Bevölkerung zum Beispiel zeigte kein großes Interesse an dem Impfstoff und hatte Mitte Mai 2021 20.000 Dosen einfach verbrannt. Im Beisein der dortigen Gesundheitsministerin.

Von AstraZeneca werden sie in Deutschland nicht mehr viel finden. Auch in der Presse und im Internet ist das Thema so gut wie getilgt. So schnell kann es also gehen. Eben noch war der Begriff in aller Munde, bald ist er kaum noch bekannt. Suchen sie im Internet nach Informationen, hat man fast den Eindruck, irgendwelche Agenturen sind schon wieder damit beschäftigt gewesen, sämtliche Informationen zu tilgen und die *Geschichte umzuschreiben*. Fast schon meint man, den AstraZeneca Impfstoff habe es nie gegeben.

Mich erinnert das schon wieder an den Roman 1984 von George Orwell. Möglicherweise kennen Sie den ja ebenfalls. Auch in dieser Dystopie gibt es Ämter, die die Geschichte umschreiben und Begriffe oder Namen tilgen. Alles wird immer so gedreht und verändert, dass es im Sinne der Herrschenden ist. So viel zum Roman. Auf seltsam visionäre

Weise konnte Orwell anscheinend die heutigen Zustände ziemlich genau vorausahnen.

Anfang des Jahres galt das Vakzin als *die* Empfehlung schlechthin, nun ist es vom Tisch.

Erfreulich ist aber nun die erneute Botschaft der Experten aus Greifswald, die für alle bereits mit Astra Geimpften weiterhin am Ball bleiben. Sie haben nämlich überraschend herausgefunden, dass nicht mit Langzeit-Thrombosen zu rechnen ist, sondern dass der Körper das Phänomen nach ein paar Monaten in den Griff bekommen hat und wenn bis dahin nichts passiert war, dann ist die Wahrscheinlichkeit, dass danach eine Thrombose auftritt gemäß Aussage der Experten nicht mehr vorhanden. Damit dürften Millionen von bereits Geimpften aufatmen, denn sie bekommen eine klare Entwarnung mitgeteilt. Glück gehabt, kann man da nur sagen!

Das war aber nicht unbedingt zu erwarten gewesen.

So würde ich das ganze zunächst mal so beurteilen, dass es gut war, dass wir hier von Anfang an kritisch hingeschaut haben und unangenehme Nachfragen stellten, auch wenn wir damals als Spielverderber bezeichnet wurden. Denn nur somit konnte ein Prozess in Gang gesetzt werden, der letztlich zur besseren Erforschung des Impfstoffs geführt hat. Menschenleben konnten gerettet werden. Der Impfstoffhersteller muss jetzt nachbessern, wenn er alsbald wieder am großen Geschäft teilhaben möchte.

Kritik ist also keine Gefahr, sondern ein Regulativ, dass auch in Phasen der hohen Euphorie dafür sorgt, dass die Verantwortlichen nicht zu sehr die Bodenhaftung verlieren.

Und so soll es doch eigentlich sein.

Dieser Mechanismus von Euphorie und Kritik setzt sich indessen fort. Nun sind die anderen Impfstoffe eben zu den Heilsboten auserkoren worden. Nicht dic Forscher der Oxford Universität, sondern zum Beispiel das Ehepaar Sahin sind nun also die Auserwählten der *Prophezeiung*. Superhelden die sogar schon super Orden erhalten haben und superreich geworden sind (und ab sofort in einem Atemzug zu nennen sind mit Ironman oder mit Elon Musk).

Und nun kommen sie *schon wieder*: die Impfskeptiker. Jetzt haben sie Biontech auf dem Radar und wollen erkannt haben, dass Menschen in Israel überdurchschnittlich viele Herzmuskelentzündungen und Gesichtslähmungen bekommen haben (oder sogar verstorben sind). Ein neuer Fake oder am Ende doch wieder Fakt? Die selbsternannten *Faktenfüchse* stürzen sich sodann auf die allzu kritische Beiträge und beschwichtigen: *Alles keine Expertenmeinungen!* Ach so. Aber die Angestellten aus den SEO-Büros (Abkürzung für: *Search Engine Optimizing*) welche solche Kommentare anfertigen sind Experten für Impfstoffe? Ich bin beruhigt und kann wieder gut schlafen. Danke Faktenfüchse!

In der Tat ist es wohl eher so, dass die Faktenfüchse oder Faktenchecker, wie sie sich selber gerne nennen, in erster Linie Datenanalyse im Internet betreiben und Content erschaffen, der ihren Auftraggebern nützlich erscheint. Aber auch das ist in Ordnung, denn sie leben schließlich davon.

Aber ich und meine Kollegen sehen sich leider auch als Faktenchecker (der alten Schule), die dennoch weiter nachbohren, auch wenn alle Antworten schon gegeben wurden. Wir hören nicht auf zu suchen, bis wir das Haar in der Suppe gefunden haben. Denn davon leben *wir*. Investigativer Journalismus ist ein Geschäft, für das man geschaffen sein sollte. Dann macht es sogar Spaß!

Da es sich tatsächlich um experimentelle Impfstoffe handelt (und das ist Fakt und kein Fake – weiß trotzdem kaum jemand), kommt man nun dahinter, dass es gemäß verschiedener Studien (von *echten* Experten) einen Zusammenhang gibt zwischen dem Impfstoff von Biontech/Pfizer und einer Myokarditis (Herzmuskelentzündung) beziehungsweise einer Perikarditis (Herzbeutelentzündung). Gründe? Unklar. Häufigkeit? Unklar. Langzeitwirkung? Unklar. Noch Fragen?

Eben experimentell. Muss halt noch erforscht werden.

Ungeachtet der angenommenen enormen Dunkelziffer von nichtgemeldeten Vorfällen, geht es immerhin um offiziell einige hundert Fälle lebensbedrohlicher Nebenwirkungen in diesem Zusammenhang. Das traurige dabei: Es sind eben nicht alte Leute, was schlimm genug wäre. Es sind junge Menschen, ja sogar Kinder, die betroffen sind. Eine Altersgruppe, die so gut wie nie an solchen Erkrankungen leidet und die ihr ganzes Leben noch vor sich hatte. Das ist Fakt und *kein* Fake.

Selbstverständlich wird Biontech weiter verimpft und nicht gestoppt. Das ist auch Fakt. Begründung: Der Nutzen überwiege das Risiko.

Das ist so nicht richtig. Zum Stoppen bringen die Impfungen das Virus nicht. So viel dürfte klar geworden sein. Neben der gesamtgesellschaftlichen Perspektive wird aber fast immer das Individualrisiko unbeachtet gelassen. Und dass muss jeder selber tragen. Es kann also sein, dass ein Kind im Alter von 12 Jahren wegen schwerer Nebenwirkungen erblindet ist. An Corona wäre es nie erkrankt. Geht diese Rechnung auf? Kann man diese Risikotypen (gesellschaftlich vs. individual) einfach über einen Kamm scheren? Die Mehrheit ist sich mittlerweile einig, dass die Ansicht, eine Gesellschaft auf Kosten ihrer Kinder schützen zu wollen, Verbrechen an ebendiesen möglich werden lässt.

Der Datensturm von Fehlinformationen (auch aus moralischer und rechtlicher Perspektive) wird dann enden, wenn möglichst viele von uns eine fundierte Haltung entwickeln und den Mut gewinnen, diese nach außen zu kommunizieren. In der Familie, im Kollegenkreis, unter Freunden, auf der Straße. Die Gesellschaft findet dann am besten wieder zueinander, wenn die Individuen sich wieder auf ihre individuellen Stärken besinnen, anstatt dem Mainstream zu huldigen.

Diversity war und ist in aller Munde. Allerdings in einem anderen Zusammenhang. Man kann dieses Modell aber übertragen auf unsere generelle Art und Weise miteinander zu leben und zu existieren. In diesem Sinne heißt Diversity in einem größeren Zusammenhang eben auch: Anerkennung von Gruppen mit ihren individuellen Merkmalen. Und Vielfalt ist gut für uns alle.

Im Moment sind 2/3 der deutschen Bevölkerung geimpft. 1/3 ist das nicht. Allen Presseerklärungen zum Trotz wird sich daran wohl langfristig wenig ändern. Die Menschen, die sich nicht impfen wollen, werden bei ihrer Meinung bleiben. Und das ist auch gut so. In Wirklichkeit bilden sie also (ähnlich wie eine gute Opposition in der Politik) nun das

Korrektiv zur alleinigen Meinungsführerschaft. Politik ist keine Religion, Wissenschaft ist das ebenso wenig. Es wird hierin niemals absolute Wahrheiten geben. Alles ist im Wandel, alles ist im Fluss.

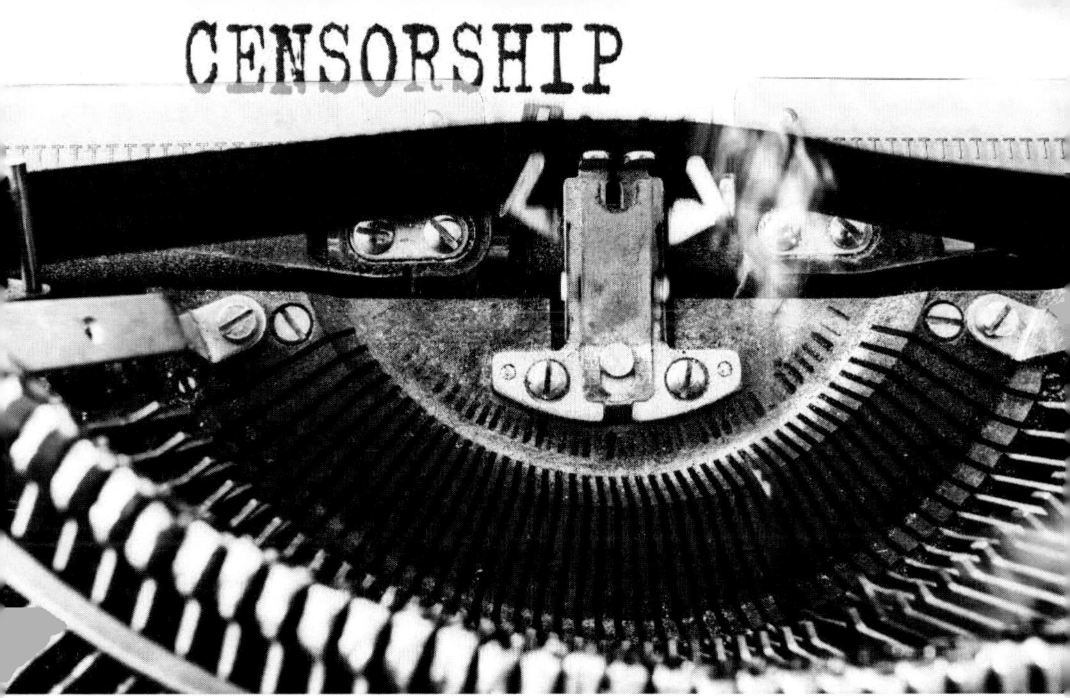

2. Kapitel: Zensur gibt es nicht! Oder?

In den Medien, also in Tageszeitungen, Fernsehen und Radio wird gemeinhin von einem Konsens aller Wissenschaftler gesprochen, wenn es um die Fragen geht, ob Impfungen sinnvoll seien und ob sie sicher sind. Ungeachtet der *Nach-und-nach-Entdeckungen* der Nebenwirkungen, wie eben bereits angeklungen.

Dass dieser Eindruck für die Bevölkerung entstehen konnte, hängt aber vor allen Dingen damit zusammen, dass unliebsame Meldungen, Berichte und Dokumentationen durch eben diese Medien umgehend getilgt werden. Das berichten alle betroffenen Personen, welche kritische Beiträge veröffentlichen wollten, aber nicht durchkamen. Das betrifft eben auch und vor allem Journalisten. Ich weiß selber davon ein Lied zu singen. Zum Glück bin ich finanziell frei und nicht auf Gedeih und Verderb darauf angewiesen, dass meine Beiträge genehm sind. Ich gebe zu: Es macht mir sogar Freude, gegen den Strom zu schwimmen. Es wird nie langweilig und ich lerne *schneller mehr*.

Das geht nicht allen Kollegen so. Ich habe von anderen Kollegen vernommen, dass ihnen der Job keinen Spaß mehr bringt, weil ihnen gesagt wird, was sie zu schreiben haben. Sonst droht die Kündigung. Wie in jedem Job ist der Chef immer weisungsbefugt. Bei Ämtern, bei der Polizei und so weiter genau dasselbe Bild. Der Chef wiederum vertritt die Leitlinie der Organisation. Und die ist in aller Regel *systemkonform*. Auch das hat einen einfachen und menschlichen Grund. Unternehmen und Ämter, Behörden und Regierungen scheuen große Hürden. Sie suchen meist den Weg des geringsten Widerstandes. Das ist kostengünstiger und effizienter.

Somit fällt das Los der kritischen Berichterstattung in diesen Tagen auf die freien Reporter, auf die Whistleblower und auf die Leute *wie du und ich* (und noch einige mehr). Die Festangestellten beugen sich derweil meistens den Vorgaben der Organisation, denen sie angehören. Außer, sie möchten gerne gekündigt werden. Aber wer will das schon.

Kurzum: Es gibt keinen Zweifel daran, dass die mediale Berichterstattung nur die *eine* Seite darstellt, eben die der Befürworter von Impfungen und dafür die andere Seite entweder kurzum löscht, also zensiert oder aber negativ konnotiert. Es gibt für diese Tatsache unzählige Beweise. So werden von dem einen auf den anderen Tag ganze YouTube

Kanäle abgeschaltet und hunderte, wenn nicht sogar tausende von Videos gelöscht. Bei Facebook exakt dasselbe Bild.

Begründung: Verstoß gegen irgendwelche Richtlinien. Das hat mit freier Berichterstattung und mit grundgesetzlich garantierter Pressefreiheit nichts mehr zu tun. Das ist Fakt. Denn Pressefreiheit und Meinungsvielfalt bedeuten ein Korrektiv, auch wenn dieses nicht jedem genehm sein sollte.

Das Schwierige an dieser Thematik ist, dass der Durchschnittsbürger von diesen Handlungen nichts mitbekommt, denn auch über eben diese Zensur wird abermals nirgendwo berichtet (außer zum Beispiel jetzt und hier). Auch die Berichte über Zensur verschwinden. Am Ende bleiben keine Hinweise für die Menschen übrig, welche von einer Gegenmeinung zeugen. Das halte ich für sehr gefährlich. Bisher waren wir immer auf unsere *Streitkultur* stolz. Unterschiedliche Haltungen wurden nicht etwa auf der Straße und hinter brennenden Barrikaden geklärt, sondern innerhalb von *Wortgefechten*. Danach einigte man sich auf einen Konsens. Hier scheint sich nun eine primitive Gesinnung durchzusetzen, welche dieses bewährte System von These und Antithese unterhöhlen will.

Gewissermaßen bilden sich also in den Medien große schwarze Löcher, die alle Informationen in sich einsaugen und verschwinden lassen, die derzeit durch Regierungen, durch Institute, durch Pharmalobby oder durch die Internetgiganten abgelehnt werden.

Ob diese Aktionen irgendwo zentral gesteuert werden oder ob sie mehr aus einem vorauseilendem Gehorsam und aus Angst vor Ausgrenzung heraus getroffen werden, kann derzeit nur gemutmaßt werden. Möglicherweise liegt ja eine

Mischung aus beiden Varianten vor. Vielleicht gibt es Bestrebungen Einzelner oder von Organisationen, die jetzige Lage für ihre Zwecke zu benutzen, andererseits könnte es auch eine Verknüpfung von Umständen sein. An eine gezielte Verschwörung glaube ich hingegen nicht, wobei auch das nicht ganz ausgeschlossen werden kann und sollte.

Unabhängig davon sehe ich aber die Hauptursache für den Fortlauf der Ereignisse ausschließlich darin, dass so viele Menschen mitmachen, ohne sich zu Wort zu melden. Ohne die Beugsamen, die Mitläufer, und die Ja-Sager wäre das alles undenkbar. Deshalb gilt das Lob denen, die in diesen Tagen *nein* sagen, die Kritik äußern, die Unbeugsam bleiben und die Recht und Gesetz beim Namen nennen und dafür notfalls einstehen.

Man muss sich nur mal vorstellen: *Da ist Impfung und keiner geht hin*. Was dann?

Die Mächtigen in Politik, Medien und sonst wo sind nur so lange mächtig, wie alle mitmachen. Umgekehrt haben wir aber derzeit in Deutschland 25.000.000 Menschen, welche sich nicht mehr impfen lassen werden und bei ihrer Meinung bleiben werden. Das wurde bereits durch Umfragen herausgefunden. Meine These lautet deshalb: Über kurz oder lang (wahrscheinlich aber schon sehr bald) wird das Kartenhaus der Impfstrategen zusammenfallen. Denn es haben am Ende nicht genug Menschen mitgemacht und immer mehr kommen dahinter, wie es wirklich ist. Diese fallen ebenfalls *vom (Irr)Glauben* ab. Denn auch diese Menschen sind zahlungskräftige Konsumenten, Steuerzahler, Journalisten, Kunstschaffende, Ärzte, Politiker, Väter, Mütter und Heranwachsende, der Stimmen Gewicht haben.

Erste Journalisten steigen nun von alleine aus und melden sich mutig zu Wort. So wie der ARD-Mitarbeiter Ole Skambraks, der am 15.10.2021 einen offenen Brief veröffentlicht hatte und sich darin kritisch zu anderthalb Jahren Corona-Berichterstattung äußert.

In seiner Hauptthese erklärt der ARD-Mann, dass die Konferenzen und Meetings, in welchen die Auswahl von Inhalten zu dem Thema Corona und Impfungen getroffen werden, redaktionell dahingehend gesteuert werden, dass Kritik kaum oder gar nicht erwünscht ist. Mitarbeiter würden sich schlicht kaum noch trauen, kritische Beiträge vorzuschlagen, weil dies mit Ausgrenzung durch andere Kollegen beantwortet werden würde. Eine Art Mobbing würde alle die treffen, welche sich nicht der gewünschten überredaktionellen Haltung anschließen würden. Sie würden belächelt und sie würden ausgegrenzt werden.

Das würde nun erstmals schwarz auf weiß belegen, was schon lange vermutet worden war. Die Berichterstattung wäre also massiv beeinflusst worden. Positive Meldungen über die Wirksamkeit der Impfstoffe würden aufgebauscht werden. Meldungen über Impftote würden verschwinden.

In seinen weiteren Darstellungen geht der Mitarbeiter aber noch ein ganzes Stück weiter. Offenbar verfügte er aufgrund seiner zahlreichen Kontakte über Insiderinformationen (investigative Ermittlungen), welche nun weitergehende und erhebliche Fragen aufwerfen werden. Vor nicht allzu langer Zeit lobten wir mutige Whistleblower aus aller Herren Länder noch als Helden der Freiheit. Jetzt wäre der Zeitpunkt gekommen, um uns selber auf die Schulter zu klopfen, dass auch wir solche mutigen Menschen in unseren Reihen haben.

Die Seiten im Internet, welche den offenen Brief veröffentlicht haben, konnten sich vor Besuchern kaum retten und erreichten Rekord-Klick-Raten, was den Hunger der Menschen nach der Wahrheit dokumentiert.

Der offene Brief soll in voller Länge dargestellt werden, weil alle Aspekte die darin angesprochen wurden von äußerster Wichtigkeit sind und Insiderinformationen abbilden, die eine andere Sichtweise auf das Thema Zensur geben, als es bisher möglich war. Vielen Dank an den mutigen Mann der ARD, der sich aus der Deckung herausgewagt hat und Flagge zeigt. Er riskiert viel, um anderen die Augen zu öffnen. Solche Menschen braucht es jetzt besonders, denn sie sind die wahren *Gamechanger*. (Quelle: https://multipolar-magazin.de/artikel/ich-kann-nicht-mehr, Stand: 23.10.2021)

[Beginn Zitat]

OLE SKAMBRAKS, 5. Oktober 2021

Ich kann nicht mehr

In einem offenen Brief äußert sich ein ARD-Mitarbeiter kritisch zu anderthalb Jahren Corona-Berichterstattung: Ole Skambraks arbeitet seit 12 Jahren als redaktioneller Mitarbeiter und Redakteur beim öffentlich-rechtlichen Rundfunk.

Ich kann nicht mehr schweigen. Ich kann nicht mehr wortlos hinnehmen, was seit nunmehr anderthalb Jahren bei meinem Arbeitgeber, dem öffentlich-rechtlichen Rundfunk passiert. In den Statuten und Medienstaatsverträgen sind

Dinge wie „Ausgewogenheit“, „gesellschaftlicher Zusammenhalt“ und „Diversität“ in der Berichterstattung verankert. Praktiziert wird das genaue Gegenteil. Einen wahrhaftigen Diskurs und Austausch, in dem sich alle Teile der Gesellschaft wiederfinden, gibt es nicht.

Ich war von Anfang an der Ansicht, dass der öffentlich-rechtliche Rundfunk genau diesen Raum füllen sollte: den Dialog fördern zwischen Maßnahmenbefürwortern und Kritikerinnen, zwischen Menschen, die Angst haben vor dem Virus, und Menschen, die Angst haben ihre Grundrechte zu verlieren, zwischen Impfbefürworterinnen und Impfskeptikern. Doch seit anderthalb Jahren hat sich der Diskussionsraum erheblich verengt.

Wissenschaftlerinnen und Experten, die in der Zeit vor Corona respektiert und angesehen waren, denen Raum im öffentlichen Diskurs gegeben wurde, sind plötzlich Spinner, Aluhutträger oder Covidioten. Als vielzitiertes Beispiel sei hier auf Wolfgang Wodarg verwiesen. Er ist mehrfacher Facharzt, Epidemiologe und langjähriger Gesundheitspolitiker. Bis zur Coronakrise war er zudem im Vorstand von Transparency International. 2010 hat er als Vorsitzender des Gesundheitsausschusses im Europarat den Einfluss der Pharmaindustrie bei der Schweinegrippe-Pandemie aufgedeckt. Damals konnte er seine Meinung im öffentlich-rechtlichen Rundfunk persönlich vertreten, seit Corona geht das nicht mehr. An seine Stelle sind sogenannte Faktenchecker getreten, die ihn diskreditieren.

Lähmender Konsens

Anstelle eines offenen Meinungsaustausches wurde ein „wissenschaftlicher Konsens“ proklamiert, den es zu verteidigen gilt. Wer diesen anzweifelt und eine multidimensionale Perspektive auf die Pandemie einfordert, erntet Empörung und Häme.

Dieses Muster funktioniert auch innerhalb der Redaktionen. Seit anderthalb Jahren arbeite ich nicht mehr im tagesaktuellen Newsgeschehen, worüber ich sehr froh bin. An Entscheidungen, welche Themen wie umgesetzt werden, bin ich in meiner aktuellen Position nicht beteiligt. Ich beschreibe hier meine Wahrnehmung aus Redaktionskonferenzen und einer Analyse der Berichterstattung. Lange Zeit habe ich mich nicht aus der Rolle des Beobachters getraut, zu absolut und unisono wirkte der vermeintliche Konsens.

Seit einigen Monaten wage ich mich aufs Glatteis und bringe hier und da eine kritische Anmerkung in Konferenzen ein. Oft folgt darauf betroffenes Schweigen, manchmal ein „Dankeschön für den Hinweis" und manchmal eine Belehrung, warum das so nicht stimme. Berichterstattung ist daraus noch nie entstanden.

Das Ergebnis von anderthalb Jahren Corona ist eine Spaltung der Gesellschaft, die ihresgleichen sucht. Der öffentlich-rechtliche Rundfunk hat daran großen Anteil. Seiner Verantwortung, Brücken zwischen den Lagern zu bauen und Austausch zu fördern, kommt er immer seltener nach.

Oft wird das Argument angeführt, dass die Kritikerinnen eine kleine, nicht beachtenswerte Minderheit darstellen, denen man aus Proporzgründen nicht zu viel Platz einräumen dürfe. Dies sollte spätestens seit dem Referendum in der Schweiz über die Coronamaßnahmen widerlegt sein. Obwohl auch dort ein freier Meinungsaustausch in den Massenmedien nicht stattfindet, ging die Abstimmung nur 60:40 für die Regierung aus. (1) Kann man bei 40 % der abgegebenen Stimmen von einer kleinen Minderheit sprechen? Dabei sei noch erwähnt, dass die Schweizer Regierung die Corona-Hilfszahlungen an die Abstimmung geknüpft hatte, was die Entscheidung mancher, ihr Kreuzchen bei „Ja" zu machen, beeinflusst haben könnte.

Die Entwicklungen dieser Krise finden auf so vielen Ebenen statt und haben Auswirkungen auf alle Teile der Gesellschaft, dass es genau jetzt nicht weniger, sondern mehr freien Debattenraum braucht.

Dabei ist nicht aufschlussreich, was alles im öffentlich-rechtlichen Rundfunk diskutiert wird, sondern was unerwähnt bleibt. Die Gründe dafür sind vielfältig und bedürfen einer ehrlichen internen Analyse. Dabei helfen können die Publikationen des Medienwissenschaftlers und ehemaligen MDR-Rundfunkrats Uwe Krüger, wie zum Beispiel sein Buch „Mainstream – Warum wir den Medien nicht mehr trauen".

In jedem Fall erfordert es einiges an Mut, in Konferenzen, in denen Themen diskutiert und besprochen werden, gegen den Strom zu schwimmen. Oft setzt sich derjenige durch, der seine Argumente am eloquentesten vortragen kann, im Zweifel entscheidet natürlich die Redaktionsleitung. Schon sehr früh galt die Gleichung, dass Kritik am Coronakurs der Regierung dem rechten Spektrum angehört. Welche Redakteurin wagt es da noch, einen Gedanken in diese Richtung zu äußern?

Offene Fragen

So ist die Liste der Ungereimtheiten und offenen Fragen, die keine substanzielle Berichterstattung bekommen haben, sehr groß:

Warum wissen wir so wenig über „gain of function research“ (Forschung daran, wie man Viren für den Menschen gefährlicher machen kann)?

Warum steht im neuen Infektionsschutzgesetz, dass das Grundrecht der körperlichen Unversehrtheit und die Unverletzlichkeit der Wohnung fortan eingeschränkt werden kann – auch unabhängig von einer epidemischen Lage?

Warum müssen sich Menschen, die bereits Covid-19 hatten, nochmal impfen, obwohl sie mindestens genauso gut geschützt sind, wie geimpfte Menschen?

Warum wird über das „Event 201“ und die globalen Pandemieübungen im Vorfeld der Ausbreitung von SARS-CoV-2 nicht oder nur in Verbindung mit Verschwörungsmythen gesprochen? (2)

Warum wurde das den Medien bekannte, interne Papier aus dem Bundesinnenministerium nicht in Gänze veröffentlicht – und in der Öffentlichkeit diskutiert, in dem gefordert wurde, dass Behörden eine „Schockwirkung“ erzielen müssten, um Auswirkungen der Corona-Pandemie auf die menschliche Gesellschaft zu verdeutlichen?

Warum schafft es die Studie von Prof. Ioannidis zur Überlebensrate (99,41 % bei unter 70-Jährigen) in keine Headline, die fatal falschen Hochrechnungen des Imperial College aber schon (Neil Fergusson prophezeite im Frühjahr

2020 eine halbe Million Coronatote in Großbritannien und über 2 Millionen in den USA.)?

Warum steht in einem Gutachten, erstellt für das Bundesgesundheitsministerium, dass die Auslastung der Krankenhäuser im Jahr 2020 durch Covid-19-Patienten nur 2% betragen hat?

Warum hat Bremen mit Abstand die höchste Inzidenz (113 am 4.10.21) und gleichzeitig mit Abstand die höchste Impfquote in Deutschland (79 %)?

Warum sind Zahlungen von 4 Millionen Euro eingegangen auf einem Familienkonto der EU-Gesundheitskommissarin Stella Kyriakides, die verantwortlich war für das Abschließen der ersten EU-Impfstoffverträge mit den Pharmakonzernen? (3)

Warum werden Menschen mit schweren Impfnebenwirkungen nicht im gleichen Maß portraitiert wie 2020 Menschen mit schweren Covid-19-Verläufen? (4)

Warum stört niemanden die unsaubere Zählweise bei „Impfdurchbrüchen“? (5)

Warum melden die Niederlande deutlich mehr Nebenwirkungen der Covid-19-Impfstoffe als andere Länder?

Warum hat sich die Wirksamkeitsbeschreibung der Covid-19-Impfstoffe auf der Seite des Paul-Ehrlich-Instituts in den letzten Wochen dreimal geändert? „COVID-19-Impfstoffe schützen vor Infektionen mit dem SARS-CoV-2 Virus.“ (15. August 2021) „COVID-19-Impfstoffe schützen vor einem schweren Verlauf einer Infektion mit dem SARS-CoV-2

Virus." (7. September 2021) „COVID-19-Impfstoffe sind indiziert zur aktiven Immunisierung zur Vorbeugung der durch das SARS-CoV-2-Virus verursachten COVID-19-Erkrankung." (27. September 2021) (6)

Auf einige Punkte möchte ich im Detail eingehen.

„Gain of function" und „Lab leak"

Zu „gain of function research" – das ist Forschung, Viren gefährlicher zu machen, was im Institut für Virologie in Wuhan, China, betrieben und von den USA finanziert wurde – habe ich bis heute nichts Substanzielles gehört oder gelesen. Diese Forschung findet in sogenannten P4-Laboren statt, in denen seit Jahrzehnten daran gearbeitet wird, wie im Tierreich vorkommende Viren derart verändert werden können, dass sie auch für den Menschen gefährlich werden. ARD und ZDF haben um diese Thematik bis jetzt einen großen Bogen geschlagen – und das, obwohl hier deutlicher Diskussionsbedarf besteht. Eine erste zu diskutierende Frage könnte zum Beispiel sein: Wollen wir als Gesellschaft solche Forschung?

Zur „lab leak theorie" – also der Annahme, dass SARS-CoV-2 aus einem Labor stammt – gibt es mittlerweile zahlreiche Berichte. Dabei muss erwähnt werden, dass dieses Thema im letzten Jahr sofort als Verschwörungsmythos gebrandmarkt wurde. Alternative Medien, die dieser Spur nachgegangen sind, wurden von sozialen Netzwerken wie YouTube und Twitter verbannt und die Informationen gelöscht. Wissenschaftler, die diese These geäußert haben, wurden massiv angegriffen. Heute ist die „lab leak theorie" mindestens genauso plausibel wie die Übertragung durch eine Fledermaus. Der amerikanische Investigativ-Journalist Paul

Thacker hat im British Medical Journal die Ergebnisse seiner minutiösen Recherche veröffentlicht. Dazu schreibt Dr. Ingrid Mühlhauser, Professorin für Gesundheitswissenschaften an der Uni Hamburg:

„Schritt für Schritt zeigt er [Thacker] auf, wie Betreiber einer amerikanischen Laborgruppe gezielt eine Verschwörungstheorie entwickeln, um ihren Laborunfall in Wuhan als Verschwörung zu verschleiern. Gestützt wird der Mythos von renommierten Zeitschriften wie dem Lancet. Wissenschaftsjournalisten und Dienstleister für Faktenchecks übernehmen unreflektiert die Informationen. Beteiligte Wissenschaftler schweigen, aus Angst, Prestige und Forschungsförderung zu verlieren. Facebook blockiert fast ein Jahr lang Meldungen, die den natürlichen Ursprung von SARS-CoV-2 in Frage stellen. Sollte sich die These des Laborunfalls bestätigen, hätten ZDF und andere Medien Verschwörungsmythen verteidigt."

Ivermectin und Alternativen zur Impfung

Seit Monaten ist auch ersichtlich, dass es effektive und kostengünstige Behandlungsmittel für Covid-19 gibt, die nicht eingesetzt werden dürfen. Die Datenlage dazu ist eindeutig. Doch die pseudowissenschaftlichen Desinformationskampagnen gegen diese Mittel sind bezeichnend für den Zustand unserer Medizin. Seit Jahrzehnten ist Hydroxychloroquin bekannt und wurde millionenfach bei Malaria und rheumatischen Erkrankungen eingesetzt. Im letzten Jahr wurde es plötzlich für gefährlich erklärt. Die Aussage von Präsident Donald Trump, Hydroxychloroquin sei ein „game changer" tat den Rest zur Diskreditierung. Die politische Räson ließ eine wissenschaftliche Auseinandersetzung mit HCQ nicht mehr zu.

Über die katastrophale Lage in Indien durch die Verbreitung der Deltavariante haben alle Medien im Frühjahr groß berichtet (damals war noch von der indischen Variante des Virus die Rede). Dass Indien die Situation relativ schnell unter Kontrolle gebracht hat und dass dabei das Medikament Ivermectin in großen Bundesstaaten wie Uttar Pradesh eine entscheidende Rolle gespielt hat, war dagegen nicht mehr berichtenswert. (7)

Ivermectin hat auch in Tschechien und der Slowakei eine vorläufige Zulassung für die Behandlung von Covid-19-Patienten. Darüber berichtet immerhin der MDR, wenn auch mit negativer Konnotation.

In der Liste möglicher Medikamente vom Bayerischen Rundfunk wird Ivermectin nicht einmal erwähnt, und zu Hydroxychloroquin werden nur negative und keine positiven Studien zitiert.

Das Molekül Clofoctol zeigte in Labortests im Sommer 2020 ebenfalls eine gute Wirkung gegen SARS-CoV-2. Bis 2005 war das Antibiotikum in Frankreich und Italien unter den Namen Octofene und Gramplus im Handel. Mehrfach wurde das Institut Pasteur in Lille von den französischen Behörden daran gehindert, eine Studie mit Covid-19-Patienten aufzusetzen. Nach mehreren Anläufen haben sie Anfang September den ersten Patienten dafür rekrutiert.

Warum stellen sich Gesundheitsbehörden vehement gegen Behandlungsmittel, die von Beginn der Pandemie an zur Verfügung gestanden hätten? Dazu hätte ich mir investigative Recherchen der ARD gewünscht! Es sei noch erwähnt, dass die neuen Corona-Impfstoffe nur deshalb eine Notzulassung bekommen konnten, weil es kein offiziell anerkanntes Behandlungsmittel für SARS-CoV-2 gegeben hat.

Es geht mir nicht darum, irgendein Corona-Wundermittel anzupreisen. Ich möchte Sachverhalte aufzeigen, die nicht die nötige Beachtung bekommen haben. Von Anfang an wurde im öffentlichen Diskurs die Meinung verbreitet, dass nur eine Impfung Abhilfe schaffen kann. Die WHO ging zeitweise sogar so weit, die Definition von „Herdenimmunität" in dem Sinne zu ändern, dass diese nur noch durch Impfungen erlangt werden könne und nicht mehr durch eine frühere Infektion wie das bisher der Fall war.

Doch was, wenn der eingeschlagene Weg eine Sackgasse ist?

Fragen zur Impfwirksamkeit

Daten aus den Ländern mit besonders hohen Impfquoten zeigen, dass Infektionen mit SARS-CoV-2 auch bei vollständig geimpften Personen keine Seltenheit, sondern an der Tagesordnung sind. Dr. Kobi Haviv, Direktor des Herzog-Krankenhauses in Jerusalem, spricht davon, dass 85 % bis 90 % der schwer Erkrankten auf seiner Intensivstation doppelt geimpft sind. (8)

Das Magazin Science schreibt auf ganz Israel bezogen: „Am 15. August wurden 514 Israelis mit schweren oder kritischen Covid-19-Erkrankungen ins Krankenhaus eingeliefert ... von diesen 514 Personen waren 59 % vollständig geimpft. Von den Geimpften waren 87 % 60 Jahre oder älter." Science zitiert einen israelischen Regierungsberater, der erklärt: „Eine der großen Geschichten aus Israel [ist]: 'Impfstoffe funktionieren, aber nicht gut genug'."

Weiterhin ist nunmehr ersichtlich, dass geimpfte Menschen genauso viel Virusmaterial der Deltavariante in sich tragen (und verbreiten) wie Ungeimpfte.

Was folgt aus dieser Datenlage in Deutschland? – Ein Lockdown speziell für Ungeimpfte oder etwas euphemistisch ausgedrückt: die „2G-Regel". Die Gesellschaft wird de facto in zwei Klassen gespalten. Die Geimpften bekommen ihre Freiheiten zurück (weil ohne Gefahrenpotenzial für andere), die Ungeimpften (weil mit Gefahrenpotenzial für andere) müssen sich Tests unterziehen, die sie selber bezahlen sollen, und bekommen im Quarantänefall keine Lohnfortzahlung mehr. Auch Beschäftigungsverbote und Kündigungen aufgrund des Impfstatus sind nicht mehr ausgeschlossen und Krankenkassen könnten Ungeimpften künftig ungünstigere Tarife vorschreiben. Warum dieser Druck auf Ungeimpfte? Wissenschaftlich ist das nicht begründbar und gesellschaftlich überaus schädlich.

Die durch Impfungen erzeugten Antikörper nehmen nach einigen Monaten deutlich ab. Der Blick nach Israel zeigt, nach der zweiten Impfung gibt es für die gesamte Bevölkerung jetzt die dritte Dosis und die vierte ist auch schon angekündigt. Wer nach sechs Monaten die Impfung nicht auffrischt, gilt nicht mehr als immun und verliert seinen „Green Pass" (der digitale Impfausweis, den Israel eingeführt hat). In den USA spricht Joe Biden mittlerweile von Corona-Boostern, die alle 5 Monate anstehen. Marion Pepper, Immunologin an der University of Washington, stellt diese Strategie allerdings in Frage. Gegenüber der New York Times erklärte sie, „die wiederholte Stimulierung der körpereigenen

Abwehrkräfte kann auch zu einem Phänomen führen, das als 'Immunerschöpfung' bezeichnet wird."

Wenig wird die Tatsache diskutiert, dass durch natürliche Infektion eine deutlich robustere Immunität aufgebaut werden kann. „Ultrapotente Antikörper" oder eine „Super-Immunität" wurde bei Menschen gefunden, die sich im letzten Jahr mit SARS-CoV-2 infiziert hatten. Diese Antikörper reagieren bei über 20 verschiedenen Virusmutationen und bleiben länger erhalten als Antikörper, die durch den Impfstoff erzeugt werden.

Immerhin hat Gesundheitsminister Jens Spahn nun angekündigt, dass auch ein Antikörpernachweis zulässig werden soll. Um offiziell als immun zu gelten, muss aber immer noch eine Impfung folgen. Wer versteht diese Logik? Ein CNN-Interview mit Dr. Anthony Fauci, dem Vorsitzenden des National Health Institute (das amerikanische Pendant des RKI) macht die Absurdität anschaulich. Menschen mit natürlicher Immunität werden bis jetzt von der Politik nicht bedacht!

Ich kenne eine Ärztin, die verzweifelt versucht, von Gesundheitsbehörden und dem RKI eine Antwort zu dieser Thematik zu bekommen: Einer ihrer Patienten hat einen IgG-Antikörper-Titer von 400 AU/ml – deutlich mehr als viele Impflinge. Sein Coronainfekt ist schon über sechs Monate her, damit gilt er nicht mehr als immun. Die Antwort, die sie bekommen hat war: „Impfen sie ihn doch!", was die Ärztin bei diesem Titer ablehnt.

Fehlendes journalistisches Grundverständnis

Der von Politik und Medien propagierte Weg aus der

Pandemie entpuppt sich als Dauerimpfabonnement. Wissenschaftlerinnen, die einen anderen Umgang mit Corona fordern, bekommen immer noch keine adäquate Bühne bei den öffentlich-rechtlichen Medien, wie die zum Teil diffamierende Berichterstattung zur Aktion #allesaufdentisch wieder gezeigt hat. Anstatt mit den Beteiligten über die Inhalte der Videos zu diskutieren, hat man sich Experten gesucht, die die Kampagne diskreditieren. Damit begehen die Öffentlich-Rechtlichen genau den Fehler, den sie #allesaufdentisch vorwerfen.

Der Spiegel-Journalist Anton Rainer sagte im SWR-Interview über die Videoaktion, es handle sich nicht um Interviews im klassischen Sinne: „Im Prinzip sieht man jeweils zwei Menschen, die sich gegenseitig Recht geben." Ich hatte Bauchschmerzen, nachdem ich mir die Berichterstattung meines Senders angehört hatte, und war vollkommen irritiert vom fehlenden journalistischen Grundverständnis auch die Gegenseite zu Wort kommen zu lassen. (9) Meine Bedenken habe ich den Beteiligten und der Redaktionsleitung per Mail mitgeteilt.

Ein klassischer Spruch ist in Konferenzen, dass ein Thema „schon gemacht" sei. So zum Beispiel, als ich die sehr wahrscheinliche Untererfassung von Impfkomplikationen angesprochen habe. Ja, richtig, das Thema wurde erörtert mit dem hauseigenen Experten, der – es wundert wenig – zu dem Schluss gekommen ist, dass es keine Untererfassung gibt. „Die andere Seite" wird zwar hier und da erwähnt, doch bekommt sie sehr selten Gesicht in der Form, dass tatsächlich mit den Menschen gesprochen wird, die kritische Standpunkte einnehmen.

Kritiker unter Druck

Die deutlichsten Kritikerinnen müssen mit Hausdurchsuchungen, Strafverfolgung, Kontosperrung, Versetzung oder Entlassung rechnen, bis hin zur Einweisung in die Psychiatrie. Auch wenn es sich um Meinungen handelt, deren Positionen man nicht teilt – in einem Rechtsstaat darf es so etwas nicht geben.

In den USA wird schon diskutiert, ob Wissenschaftskritik als „hate crime“ (Verbrechen aus Hass) gelabelt werden sollte. Die Rockefeller Foundation hat 13,5 Millionen Dollar für die Zensur von Fehlinformationen im Gesundheitsbereich ausgelobt.

WDR-Fernsehdirektor Jörg Schönenborn hat erklärt „Fakten sind Fakten, die stehen fest“. Wenn das so wäre, wie ist es dann möglich, dass hinter verschlossenen Türen sich Wissenschaftlerinnen unentwegt streiten und sich sogar in einigen recht grundlegenden Fragen zutiefst uneinig sind? So lange wir uns das nicht klar machen, führt jede Annahme einer vermeintlichen Objektivität in eine Sackgasse. Wir können uns „Realität“ immer nur annähern – und das geht nur in einem offenen Diskurs der Meinungen und wissenschaftlichen Erkenntnisse.

Was gerade stattfindet, ist kein aufrichtiger Kampf gegen „fake news“. Vielmehr entsteht der Eindruck, dass jegliche Informationen, Beweise oder Diskussionen, die im Gegensatz zum offiziellen Narrativ stehen, unterbunden werden.

Ein aktuelles Beispiel ist das sachliche und wissenschaftlich transparente Video des Informatikers Marcel Barz. Bei einer Rohdatenanalyse stellt Barz erstaunt fest, dass weder die

Zahlen zur Übersterblichkeit noch zur Bettenbelegung oder zum Infektionsgeschehen dem entsprechen, was wir seit anderthalb Jahren von Medien und der Politik zu lesen oder hören bekommen. Er zeigt auch, wie man mit diesen Daten durchaus eine Pandemie darstellen kann, und erklärt, warum dies für ihn unredlich ist. Das Video wurde von YouTube bei 145.000 Klicks nach drei Tagen gelöscht (und erst nach Einspruch von Barz und viel Protest wieder zugänglich gemacht). Der angegebene Grund: „medizinische Fehlinformationen". Auch hier die Frage: Wer hat auf welcher Grundlage so entschieden?

Die Faktenchecker vom Volksverpetzer diskreditieren Marcel Barz als Fake. Das Urteil von Correctiv ist ein bisschen milder (Barz hat darauf öffentlich und ausführlich geantwortet). Das für das Bundesgesundheitsministerium erstellte Gutachten, dem zu entnehmen ist, dass die Auslastung der Krankenhäuser im Jahr 2020 durch Covid-19-Patienten nur 2 % betragen hat, gibt ihm Recht. Barz hat mit seiner Analyse die Presse kontaktiert, doch keine Aufmerksamkeit bekommen. In einem funktionierenden Diskurs würden unsere Medien ihn zum Streitgespräch einladen.

Millionenfach werden Inhalte zu Corona-Themen mittlerweile gelöscht, wie die Journalistin Laurie Clarke im British Medical Journal zeigt. Facebook und Co. sind private Unternehmen und können deshalb entscheiden, was auf ihren Plattformen publiziert wird. Aber dürfen sie damit auch den Diskurs steuern?

Der öffentlich-rechtliche Rundfunk könnte einen wichtigen Ausgleich schaffen, indem er einen offenen Meinungsaustausch gewährleistet. Doch leider Fehlanzeige!

Digitale Impfpässe und Überwachung

Die Gates- und Rockefellerstiftungen haben die WHO-Richtlinien für die digitalen Impfpässe entworfen und finanziert. Weltweit werden sie mittlerweile eingeführt. Nur mit ihnen soll das öffentliche Leben möglich sein – egal, ob es darum geht, Straßenbahn zu fahren, einen Kaffee zu trinken oder eine medizinische Behandlung in Anspruch zu nehmen. Ein Beispiel aus Frankreich zeigt, dass dieser digitale Ausweis auch nach Beendigung der Pandemie bestehen bleiben soll. Die Abgeordnete Emanuelle Ménard hat folgenden Zusatz im Gesetzestext gefordert: Der digitale Impfpass „endet, wenn die Verbreitung des Virus keine ausreichende Gefahr mehr darstellt, um seine Anwendung zu rechtfertigen." Ihr Änderungsvorschlag wurde abgelehnt. Damit ist der Schritt hin zur globalen Bevölkerungskontrolle oder gar zum Überwachungsstaat durch Projekte wie ID2020 sehr klein.

Australien testet mittlerweile eine Gesichtserkennungsapp, um sicher zu stellen, das Menschen in Quarantäne zu Hause bleiben. Israel benutzt dafür elektronische Armbänder. In einer italienischen Stadt werden Drohnen zur Temperaturmessung von Strandbesuchern getestet und in Frankreich wird gerade das Gesetz geändert, um Drohnenüberwachung großflächig möglich zu machen.

All diese Themen brauchen einen intensiven und kritischen Austausch innerhalb der Gesellschaft. Doch er findet nicht zur Genüge in der Berichterstattung unserer Rundfunkanstalten statt und war auch nicht Wahlkampfthema.

Verengter Blickwinkel

Die Art und Weise, wie der Blickwinkel des Diskurses verengt wird, ist bezeichnend für die „Gatekeeper der Information“. Ein aktuelles Beispiel liefert Jan Böhmermann mit seiner Forderung, dem Virologen Hendrik Streeck und Professor Alexander S. Kekulé keine Bühne mehr zu geben, da sie nicht kompetent seien.

Abgesehen davon, dass die beiden Mediziner eine äußerst respektable Vita haben, hat Böhmermann damit die Scheuklappen neu justiert. Sollen jetzt nicht einmal mehr die Menschen gehört werden, die ihre Kritik am Regierungskurs mit Samthandschuhen präsentieren?

Die Einschränkung des Diskurses geht mittlerweile so weit, dass der Bayerische Rundfunk mehrfach bei der Übertragung von Parlamentsdebatten des Landtags die Reden von Abgeordneten, die kritisch zu den Maßnahmen stehen, nicht ausgestrahlt hat.

Sieht so das neue Demokratieverständnis des öffentlich-rechtlichen Rundfunks aus? Alternative Medienplattformen florieren zuallererst, weil die Etablierten ihren Aufgaben als demokratisches Korrektiv nicht mehr nachkommen.

Es ist etwas schiefgelaufen

Lange Zeit konnte ich mit Stolz und Freude sagen, dass ich beim öffentlich-rechtlichen Rundfunk arbeite. Viele herausragende Recherchen, Formate und Inhalte kommen von ARD, ZDF und dem Deutschlandradio. Die Qualitätsstandards sind extrem hoch und tausende Mitarbeiterinnen und Mitarbeiter leisten auch unter erhöhtem Kostendruck und Sparvorgaben hervorragende Arbeit. Doch bei Corona ist etwas schiefgelaufen. Plötzlich nehme ich einen Tunnelblick und Scheuklappen wahr und einen vermeintlichen Konsens, der nicht mehr hinterfragt wird. (10)

Dass es sehr wohl anders geht, zeigt der österreichische Sender Servus TV. In der Sendung „Corona-Quartett" / „Talk im Hanger 7" kommen Befürworterinnen und Kritiker gleichermaßen zu Wort. Warum soll das im deutschen Fernsehen nicht möglich sein? (11) „Man darf nicht jedem Spinner eine Bühne geben", lautet die schnelle Antwort. Die false balance, der Umstand, dass seriöse wie auch unseriöse Meinungen gleichermaßen gehört werden, müsse vermieden werden. – Ein Totschlagargument, das zudem unwissenschaftlich ist. Das Grundprinzip der Wissenschaft ist das Anzweifeln, das Hinterfragen, das Überprüfen. Wenn das nicht mehr stattfindet, wird Wissenschaft zur Religion.

Ja, es gibt tatsächlich eine false balance. Es ist der blinde Fleck, der in unseren Köpfen eingekehrt ist, der keine wahrhaftige Auseinandersetzung mehr zulässt. Wir werfen uns scheinbare Fakten um die Ohren, aber können uns nicht mehr zuhören. Verachtung tritt an die Stelle von Verständnis, das Bekämpfen der anderen Meinung ersetzt Toleranz. Grundwerte unserer Gesellschaft werden hopladihop über Bord geworfen. Hier sagt man: Menschen, die sich nicht impfen wollen, seien bekloppt, dort heißt es: „Schande über die Schlafschafe".

Während wir streiten, merken wir nicht, dass sich die Welt um uns herum in rasender Geschwindigkeit ändert. So gut wie alle Bereiche unseres Lebens befinden sich in einer Transformation. Wie diese verläuft, liegt maßgeblich an unserer Fähigkeit der Kooperation, des Mitgefühls und des Bewusstseins von uns selbst und unseren Worten und Taten.

Für unsere geistige Gesundheit täten wir gut daran, den Debattenraum zu öffnen – in Achtsamkeit, Respekt und Verständnis für unterschiedliche Perspektiven. (12)

Diese Zeilen schreibend komme ich mir vor wie ein Ketzer; jemand, der Hochverrat begeht und mit Strafe rechnen muss. Vielleicht ist es gar nicht so. Vielleicht riskiere ich hiermit gar nicht meinen Job, und Meinungsfreiheit und Pluralismus sind nicht gefährdet. Ich wünsche es mir sehr und freue mich über einen konstruktiven Austausch mit Kolleginnen und Kollegen.

Ole Skambraks

Über den Autor: Ole Skambraks, Jahrgang 1979, studierte Politikwissenschaften und Französisch an der Queen Mary University, London sowie Medienmanagement an der ESCP Business School, Paris. Er war Moderator, Reporter und Autor bei Radio France Internationale, Onlineredakteur und Community Manager bei cafebabel.com, Sendungsmanager der Morgenshow bei MDR Sputnik und Redakteur bei WDR Funkhaus Europa / Cosmo. Aktuell arbeitet er als Redakteur im Programm-Management/Sounddesign bei SWR2.

Anmerkungen:

(1) Ausnahme war die Berichterstattung im Rahmen des Referendums, während der das Schweizer Fernsehen verpflichtet war beiden Parteien den gleichen Sendeplatz einzuräumen.

(2) Weitere Pandemie-Notfallübungen waren „Clade X" (2018), „Atlantic Storm" (2005), „Global Mercury" (2003) und „Dark Winter" (2001). Es ging bei diesen Übungen immer auch um Informationsmanagement.

(3) Über die Zahlungen hat Panorama berichtet, doch die Rolle von Kyriakides bezüglich der Corona-Impfstoffverträge nicht deutlich dargestellt. Ansonsten hat das Thema in den Medien keine große Bedeutung gehabt.

(4) Zum Beispiel wurde im öffentlich-rechtlichen Rundfunk kaum über den britischen Musiker Eric Clapton berichtet, der heftige Reaktionen nach der Impfung entwickelt hat und diese heute bereut.

(5) Ein Impfdurchbruch liegt laut RKI vor, wenn ein Geimpfter sowohl einen positiven Test als auch Symptome vorweisen kann – bei Ungeimpften genügt ein positiver Test. Auf diese Weise fallen die Ungeimpften statistisch massiver ins Gewicht.

(6) Jeweils unter der Überschrift „Auflistung der zugelassenen Impfstoffe“; zurückliegende Webseiteneditionen des PEI zugänglich über das Internetarchiv Wayback Machine (hier, hier, und hier.

(7) Die WHO hat den indischen Bundesstaat Uttar Pradesh sogar gelobt für seine Coronapolitik, allerdings ohne Ivermectin zu erwähnen. Die Impfrate in Uttar Pradesh liegt unter 10 %.

(8) Siehe auch FDA-Meeting vom 17. September 2021, bei 5:47:25

(9) Die fairste Berichterstattung kommt vom BR, wobei auch hier über und nicht mit den Macherinnen gesprochen wurde. Der MDR bietet auf seinem Medienportal eine umfangreiche und differenzierte Analyse.

(10) Von einer tatsächlichen „Einheitsmeinung“ der

Öffentlich-Rechtlichen möchte ich nicht sprechen. Es hat immer wieder kritische Beiträge und Kurskorrekturen in der Berichterstattung gegeben. Doch ist es immer eine Frage des Kontextes, der Sendezeit und des Umfangs, wie ein Thema behandelt wird. Meine Beobachtungen haben auch andere Kolleginnen und Kollegen festgestellt.

(11) Frische Formate wie „Auf der Couch“ vom ZDF machen Hoffnung, auch wenn ich nicht glaube, dass dort demnächst eine Karina Reiß oder ein Wolfgang Wodarg Platz nehmen werden.

(12) Die Initiative „Dialog Kultur“ eröffnet brauchbare Ansätze, die auch für Medienformate interessant sein können.

[Ende Zitat]

Herr Skambraks soll auf informellem Wege von vielen Kollegen regen Zuspruch erhalten haben. Er steht also nicht alleine. Hinter ihm stehen viele ARD-Journalisten, die genauso denken. Vielleicht trauen sich ja bald noch mehr, wieder ihre Meinung nach außen zu tragen. Das könnte die Berichterstattung dann sehr schnell neu beleben. Oftmals sind es diese ersten Schritte von mutigen Menschen, welche am Ende eine Lawine ins Rollen bringen. Warten wir also ab, was noch alles ans Tageslicht kommt.

Herrn Skambraks jedenfalls wurde nun gekündigt. Wen überrascht das schon. Mit solchen Maßnahmen sollen die Reihen wieder geschlossen werden. Das ist aber nur ein weiterer Beweis dafür, dass es den Einheitsjournalismus wirklich gibt und dass er durch ein Regime der Angst und der Bevormundung durch die interne Organisationsstruktur gesteuert wird.

Jedenfalls könnte es als brisant gewertet werden, dass das öffentlich-rechtliche Fernsehen und Radio nicht etwa wie Facebook oder YouTube dem Privatrecht unterliegt, sondern durch Steuergelder finanziert ist und damit nach öffentlich rechtlichen Maßstäben bewertet werden muss.

Sind Löschungen von Inhalten auf privaten Plattformen im Internet oder in privaten Zeitungen *möglicherweise* deshalb erlaubt, weil es sich um Privatunternehmen handelt, so endet diese Wahlmöglichkeit bei den öffentlich-rechtlichen Programmen in Gänze. Denn schließlich bezahlen die 25.000.000 Menschen, welche man als Impfskeptiker bezeichnen könnte, wie alle anderen ihren Beitrag zur Finanzierung des Programms, mithin also auch die Gehälter der Journalisten.

Bei 17,50€ Beitrag derzeit, kommt hier immerhin die stattliche Summe von 437.500.000€ pro Monat zusammen. Berücksichtigt man die Anzahl von Kindern unter den Nichtgeimpften, dann verbleiben schätzungsweise 140.000.000 € pro Monat, welche von dieser Gruppe stammen, das wären dann im Jahr 1.680.000.000€ GEZ-Beiträge aus ebendieser Personengruppe, deren Interessen der Whistleblower Skambraks in der Berichterstattung als völlig unterrepräsentiert sieht.

Anders formuliert: Wenn ich in irgendeinem Verein 17,50€ jeden Monat bezahle, habe ich ein Recht darauf, dass meine Interessen auch berücksichtigt werden. So sehen es im Übrigen auch die Statuten der ARD vor. Außerdem hat man keine Möglichkeit dieses Abo zu kündigen. Die Begründung der Gerichte für die Unkündbarkeit liegt u.a. auch darin, dass die öffentlich-rechtlichen Sender *unabhängige Berichterstattung und damit ein hohen Qualitätsstandard* liefern würden.

Wenn hierzulande Nachrichten aus Russland oder aus China kommentiert werden, dann ist immer vom sogenannten *Staatsfernsehen* die Rede. Haben wir hierzulande vielleicht doch auch so etwas wie ein Staatsfernsehen oder sogar schon ein *Regierungsfernsehen*? Diese Fragen müssen gestellt werden, auch wenn sie unangenehm sind.

Das World Wide Web ist aber zum Glück gar nicht so ohne weiteres zentral steuerbar und in seiner Gänze kaum total zensierbar. Es gibt genügend Lücken und leere Räume. Dort sammelt sie sich, die Schar der Aufrichtigen und Mutigen, der Gesetzestreuen und Redlichen und verbreitet Nachrichten abseits vom Mainstream.

Das WWW hat nun die Rolle der freien Presse inne. Jedermann, also alle Menschen weltweit, können sich betätigen und ihre Beiträge streamen. Selbstverständlich ruft das die Kritik von anderen Menschen hervor, doch so funktioniert der Meinungsaustausch eben und so war es bisher üblich. Das WWW garantiert, dass dies auch in diesen Zeiten so bleibt. So erhält jeder Mensch weltweit die Möglichkeit, sich direkt am Diskurs zu beteiligen und muss nicht warten, bis die Herrschaften bei ARD und ZDF oder vergleichbaren Anstalten in Österreich oder der Schweiz aufwachen. Danke an alle Whistleblower! Wir brauchen Euch mehr denn je!

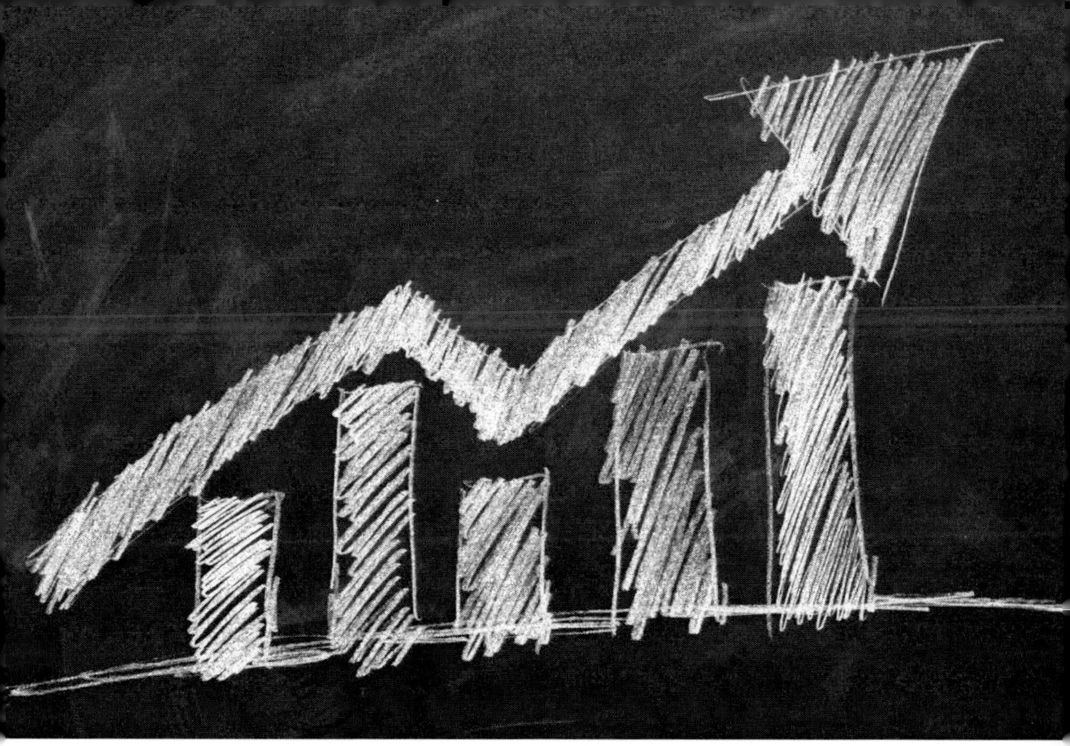

3. Kapitel: Pathologen Konferenz am 20.09.2021

Am 20.09.2021 hat in Reutlingen die sogenannte Pathologen Konferenz stattgefunden. Es handelte sich dabei um ein inoffizielles Expertengremium, das sich ad hoc zusammengefunden hatte, um gemeinsam die Risiken der neuartigen Impfstoffe zu erforschen und zu bewerten.

Wir leben (noch immer) in einer freien Gesellschaft. Jedermann darf, wenn er das möchte, Nachforschungen anstellen. Was die Teilnehmer der Pathologen Konferenz dabei leitet, das haben sie immer wieder betont: Allen anderen eine dienende Hilfe zu sein. Da es sich bei den Teilnehmern aber in der Tat um Personen handelt, die dem Fachklientel angehören, begreifen sie ihre Tätigkeit sogar als Pflichtaufgabe. Diese Leute fühlen sich ihren ärztlichen und wissenschaftlichen Grundsätzen so sehr verpflichtet, dass sie nicht anders können, als nun an die Öffentlichkeit zu gehen.

Über die Pathologen Konferenz vom 20.09.2021 in Reutlingen können Sie im Internet schnell eine ganze Reihe von Diffamierungen erfahren und erst nach längerem Suchen werden sie überhaupt etwas über die tatsächlichen *Inhalte* lesen können, die dort besprochen wurden. Am besten ist es, man schaut selber einmal in die mehrstündige Besprechung hinein und macht sich auch ein eigenes Bild von den Akteuren und deren Thesen.

Quelle: https://video.aletheia-scimed.ch/video/94/pressekonferenz-tod-durch-impfung-undeklarierte-bestandteile-der-covid-19-impfstoffe-1, Stand: 31.10.2021

Geben Sie die Stichworte „Pathologen Konferenz Reutlingen" bei Google ein, dann gehören zu den ersten Suchergebnissen Stichworte wie: *Fake*, *keine Beweise* und *Unbelegte Behauptungen.* Der erste Treffer war bei mir übrigens eine Werbeanzeige, geschaltet von volksverpetzer.de. Das heißt, dass dort jemand Geld bei Google dafür ausgibt, dass als erstes Suchergebnis *Fake Konferenz* zu lesen ist. Ist das gute Berichterstattung oder ist das der Versuch zu manipulieren? Die Frage kann sich jeder selber beantworten glaube ich.

Wie auf Kommando stürzen sich verschiedene Gralshüter auf das Wissenschaftler-Team und wollen es zerpflücken.

Doch bei näherem Hinsehen fällt einem schnell auf, dass dies nur Abwehrmanöver sind, die ihrerseits ohne viel Inhalt oder Glaubhaftmachung auskommen.

Das Volksverpetzer-Team arbeitet überwiegend ehrenamtlich und finanziert sich über Spenden. *Spenden* sind ja immer so eine Sache. Darf man fragen, woher die kommen und welche Beträge hier gesammelt werden?

Gemäß Wikipedia soll der Name angeblich ein Wortspiel sein zu *Volksverhetzer* (Quelle: https://de.wikipedia.org/wiki/Volksverpetzer, Stand: 24.10.2021). Volksverhetzung wiederum ist ein in der Bundesrepublik gültiger und strafbewährter Straftatbestand (§ 130 StGB). Komisch, dass man sich selber einen Namen gibt, der an eine Straftat erinnert. Soll wohl ein Marketing-Gag sein. Wer es versteht, lacht vielleicht darüber.

Ich habe mir den Beitrag dieser Seite angesehen und staune nicht schlecht, dass diese Kollegen dort sehr genau beurteilen können, dass es sich um Fake handelt, quasi von ihrem Schreibtisch aus. Sehr sportlicher Ansatz. Die inhaltliche Auseinandersetzung fällt auch reichlich dünn aus, außer dass sich das Wort *Fake* ständig in dem Text wiederholt.

Letztendlich darf man aber ganz entspannt sein, denn auch die sogenannten Faktenchecker verbreiten nicht die *Wahrheit an sich* (auch wenn sie das selber so sehen mögen), sondern sie verbreiten wiederum nur *ihre Meinung*, was in Ordnung ist und legitim. Ob sie dabei im Sinne von Kunden Auftragsarbeiten anfertigen oder ob sie nur sympathisieren, das darf gerne ihr Geheimnis bleiben.

Ähnliche Portale sind derzeit recht bekannt und populär.

Sie entsprechen dem Zeitgeist des digitalen Zeitalters, wonach sich die Welt nur aus 1en und 0en zusammenzusetzen scheint. Menschen möchten heute klare und schnelle Lösungen erhalten, quasi auf Knopfdruck. Das ist einfach verständlich und man muss so wenig dabei selber denken.

Wenn also lebens- und berufserfahrene Wissenschaftler, Mediziner und Juristen sich nun zusammentun und völlig unvoreingenommen Fakten präsentieren, die das Bild der Impfstoffsicherheit komplett auf den Kopf stellen und wenn sie dabei von einer unvorstellbar hohen Zahl von Toten und schwer Geschädigten durch die Corona Impfung sprechen, dann sollten wir alle erst einmal unvoreingenommen zuhören, was diese Menschen zu sagen haben. Denn möglicherweise haben sie ja Recht.

In der Schule haben wir ja auch nicht unsere Lehrer beschimpft und gesagt, dass diese Scharlatane wären. Und dabei wussten wir deren Worte trotzdem zu relativieren und abzuwägen. Wir hatten Respekt vor ihrer Ausbildung, ihrem Lebenswerk und vor ihrer Erfahrung. Das sollte hier genauso sein. Diese Menschen haben studiert, sie sind unter anderem Doktoren, Professoren und Juristen, waren oder sind im Lehrdienst an Universitäten oder behandeln Patienten. Und sie haben eine gute Absicht: Sie wollen helfen.

Professor Werner Bergholz zum Beispiel wertete sehr umfangreiche Statistiken zur Corona Krise aus. Er hält Verbindung zum Gesundheitsausschuss des Deutschen Bundestages und meldete bereits mehrfach seine Bedenken dort an. Hier ein kleiner Einblick in die wichtigsten Erkenntnisse seiner Recherche, so wie sie auch dem Gesundheitsausschuss mitgeteilt worden sind:

In den Jahren 2000 bis 2020 wurden gängige Schutzimpfungen in Deutschland verabreicht. Die Impflinge waren Erwachsene, also Männer wie Frauen, Alte und Junge, aber es waren eben auch Kinder und Jugendliche. Eben Impflinge wie *du und ich*. Gegen was wurde da geimpft? Na gegen das Übliche: Masern, Polio, Tetanus und so weiter.

Er betrachtete die Statistik aller Impflinge in den vorgenannten 20 Jahren. Wie bekannt ist, haben viele Medikamente und eben auch viele Impfstoffe leider Nebenwirkungen, die sogar bis hin zum Tod führen können. Demzufolge muss es in den Jahren 2000 bis 2020 eben auch zu solch tragischen Todesfällen durch Impfung gekommen sein.

Die von Professor Doktor Bergholz ausgewertete Statistik sagte dazu, dass pro Jahr etwa 40 Millionen Impfungen verabreicht worden waren und im engen zeitlichen Zusammenhang zu eben diesen Impfungen durchschnittlich jeweils 20 Personen verstorben waren. Das Risiko könnte man demzufolge in die Sterblichkeitshäufigkeit von 1:2.000.000 übersetzen. Zählt man die Anzahl der Impfungen in den 20 Jahren zusammen, erhält man die Gesamtzahl von 800.000.000 verabreichten Impfdosen in Deutschland, wobei im engen zeitlichen Zusammenhang zu diesen Impfungen etwa 400 Menschen verstorben sind.

Im Jahre 2021 wurden bis einschließlich Juli schon 80 bis 90 Millionen Impfdosen der neuartigen Impfstoffe verabreicht und es sind nach offiziellen Angaben 1.230 Menschen in zeitlich engem Zusammenhang verstorben, also vermutlich (aber nicht bewiesen) aufgrund der Nebenwirkungen der Impfung. Es ist nicht bewiesen, jedoch zeigt die Statistik deutliche *Zusammenhänge* auf.

Der Ausdruck *Zusammenhang* (Korrelation) ist ein in der Statistik klar definierter Begriff. Ist ein Zusammenhang mit hoher statistischer Wahrscheinlichkeit nachgewiesen, dann liegt bereits ein deutliches Indiz für eine Tatsache vor.

Wer sich für alles immer gleich einen *Beweis* wünscht, der ist grundsätzlich falsch informiert. Beweise sind das höchste Mittel des Nachweises und erfordern ausführlichste Recherche und Untersuchung. Die ist in der Wissenschaft so und auch vor Gericht. So etwas ist in der Kürze der Zeit sowieso nicht zu erbringen.

Beispiel: Es gibt keine Beweise dafür, dass die Corona-Impfungen wirken. Bis heute. Aber es gibt (gemäß Aussagen der Hersteller) Zusammenhänge zwischen der Impfung und einer Immunisierung der Testpersonen. Der Beweis fehlt also auf beiden Seiten. Man könnte also immer dann von Fake sprechen, wenn man das Fehlen von 100%-Beweisen meint.

Was die Experten bei der Konferenz gefunden haben, ist allerdings die *Vorstufe* zu Zusammenhängen. Es handelt sich um statistische (und andere) Auffälligkeiten, die aber nun abgeklärt werden müssten. Möglicherweise führt das dazu, dass sich diese Zusammenhänge als valide herausstellen, möglicherweise wird auch das Gegenteil deutlich. So funktioniert Wissenschaft.

Der Aufschrei in der Presse war dazu jedenfalls: *Fake! Die Todesursache der 1.230 Menschen ist nicht bewiesen.* – Und das ist auch gar nicht nötig. In der Statistik arbeitet man mit Wahrscheinlichkeiten, mit Signifikanzen und mit Korrelationen. Hypothesen werden also als *wahrscheinlich* angenommen oder als *unwahrscheinlich* verworfen. Erst wenn die Statistiker ihre Arbeit gemacht haben, indem sie auf gefährliche (mögliche) Zusammenhänge hingewiesen haben, kommen die medizinischen Institute und auch die Kriminologen zum Zuge. Dann haben sie einen triftigen Grund, ihre kostenintensive Arbeit zu betreiben, die dann letztlich den auch vor Gericht gültigen Beweis erbringt, den sich Impfstoffopfer jetzt schon wünschen.

So ist die Reihenfolge und nicht anders. Es wäre gut, wenn die Damen und Herren *Faktenchecker* sich mit diesem in der Wissenschaft weltweit bewährten Prinzip nochmal befassen würden.

Die Experten haben Auffälligkeiten registriert und wollten diese kommunizieren, damit eine Erforschung in Schwung kommt. Das ist der richtige Ansatz, denn so arbeitet Wissenschaft schon immer. Es gibt keine letztgültigen Antworten. Es kommt immer jemand, der Bekanntes und Bewährtes in Frage stellt und etwas Neues entdeckt.

Das Ganze nennt sich dann: Fortschritt. Da steckt die Bedeutung *voran schreiten/weiter schreiten* drin. Das hat man auch schon mal gehört.

Zurück zur Statistik. Wir reden also in der Tat von einem sehr überschaubaren Zeitraum von sieben Monaten. Innerhalb dieser sieben Monate sind tatsächlich 1.230 Menschen kurz nach der Corona Impfung verstorben, die vorher teilweise kerngesund waren und aller Voraussicht nach auch von Corona unbeschadet geblieben wären, wobei auch das eine statistische Annahme ist. Niemand kann das jemals beweisen oder widerlegen, denn diese Personen sind bereits tot und wurden leider in aller Regel nicht obduziert sondern sind bereits bestattet worden. Warum es falsch war, sie nicht zu obduzieren, dazu später mehr.

Wertet man die Langzeit-Statistik nun aus, so stellt man schnell fest, dass in den Jahren 2000 bis 2020 durchschnittlich gesehen mit einem Toten auf zwei Millionen Impfdosen zu rechnen war. Ab dem Jahre 2021 mit Einsetzen der frisch auf den Markt gebrachten Corona Impfstoffe schnellt diese Zahl nun auf einen unglaublichen Wert hoch. Demnach muss mit einem Toten bereits nach 41.000 Impfungen gerechnet werden. Das heißt im Klartext: Einer von 41.000 Impflingen ist im Durchschnitt verstorben. Bezüglich der Sterblichkeitsrate im zeitlichen Zusammenhang zu Impfungen handelt es sich also um einen Anstieg um (vermutete) fast 5.000 %, also um das fünfzigfache.

Den Regeln der Statistik folgend handelt es sich bei diesem Anstieg um ein überzufälliges und hochsignifikantes Alarmzeichen.

Vergleicht man diese deutsche Statistik mit der Datenerfassung der EU zum selben Thema, also das Verhältnis der verabreichten Impfdosen zur Anzahl der Todesfälle im engen zeitlichen Zusammenhang zu den Impfungen, dann kommt man erstaunlicherweise zu einem ähnlichen Verhältnis. Diese beinahe Übereinstimmung beider Statistiken ist ein weiteres Alarmzeichen.

Herr Doktor Bergholz hatte also Recht, als er formulierte: „*Wir haben ein Problem*“. Das sagen Qualitäts- und Risikomanager an dieser Stelle nicht, um andere zu verärgern, sondern weil es ihr Job ist, auf solche Fakten hinzuweisen.

Der mathematische Teilbereich Statistik verfügt über Beweisverfahren, welche darlegen, dass derartige Anstiege um

5.000 % niemals zufällig zustande kommen können. Sie werden in der Medienberichterstattung nichts, aber auch gar nichts über diesen Fakt hören oder lesen. Es ist einfach nicht gewollt, dass die Mehrheit der Bevölkerung davon erfährt. Sonst würden sich viel zu viele Menschen Sorgen machen und die Leute würden sich gar nicht mehr impfen lassen.

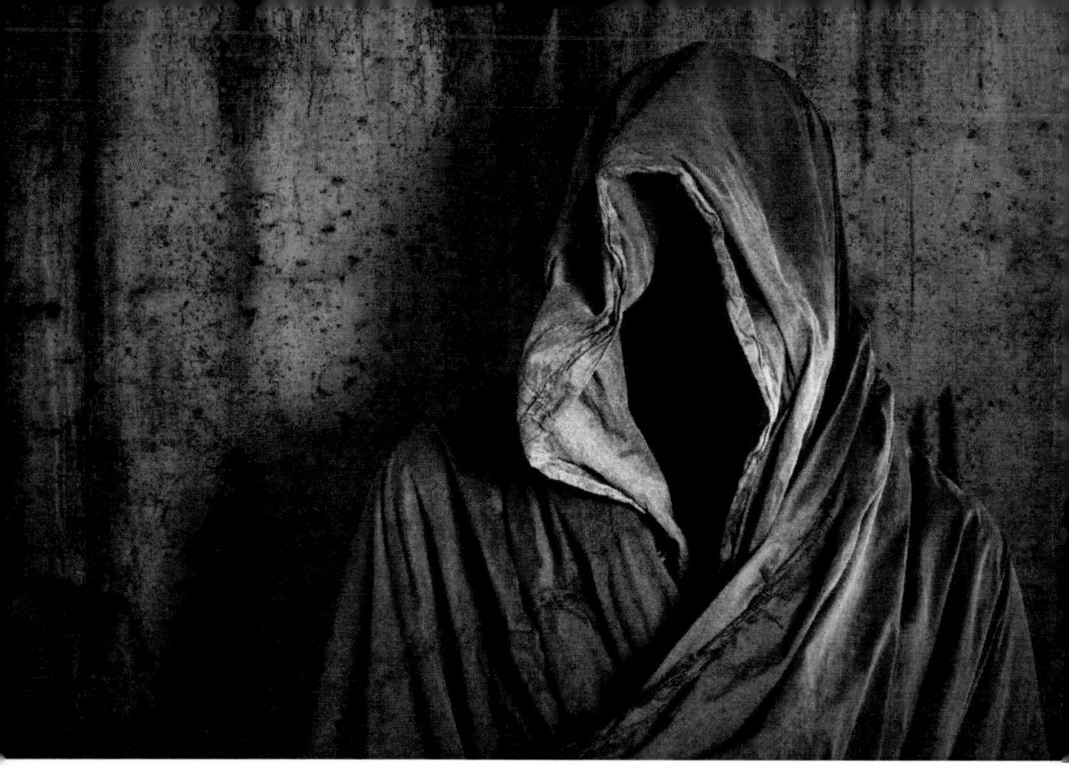

4. Kapitel: Die Dunkelziffer ist unglaublich hoch

Wir können mit an Sicherheit grenzender Wahrscheinlichkeit davon ausgehen, dass die Dunkelziffer der kurz nach Impfung Verstorbenen aber sogar noch viel höher ist, als offiziell gemeldet wurde. Denn keinesfalls werden flächendeckend in ganz Deutschland alle unmittelbar nach Impfung Verstorbenen an das RKI gemeldet. Es ist unwahrscheinlich dies anzunehmen. Viel eher wahrscheinlich ist, dass nach Impfung Verstorbene weder obduziert werden, noch dass ein Zusammenhang zur vorangegangenen Impfung hergestellt wird. Demzufolge würde dann auch die Meldung an das RKI unterbleiben.

Man geht von einer Dunkelziffer von bis zu 90% aus. Sie können demzufolge also die oben genannte Zahl mit 10 multiplizieren. Der Anstieg würde dann nicht 5.000 sondern sogar 50.000 % betragen. Auch das ist lediglich eine Vermutung, allerdings eine, für die deutliche Hinweise gefunden wurden.

Ungeachtet einer sehr wahrscheinlichen Dunkelziffer zeigt aber bereits die offizielle Statistik den schockierenden statistischen Zusammenhang auf.

Nun wäre es die unbedingte Pflicht der offiziellen Ämter und Behörden, diesen Zusammenhang nun näher zu erforschen und gegebenenfalls die Lizenz für die Impfstoffe wieder zurückzunehmen, bis die Dinge geklärt sind. Jetzt kommen wir zum wirklichen Problem an der Sache: Dies geschieht nicht.

Warum geschieht dies nicht? Die Frage ist wirklich berechtigt und führt uns in Bereiche, die es eigentlich für eine Behörde nicht geben darf, nämlich in den Willkürbereich und in den möglichen Beeinflussungsbereich. Wurden oder werden die Behörden (durch wen auch immer) in ihren Entscheidungen beeinflusst oder manipuliert? So etwas wären ganz klar schwere Dienstvergehen und Straftaten. Beamte müssen ihre Entscheidungen frei und unabhängig treffen. Dasselbe erwarten wir auch von der Polizei oder von einem Gericht.

In der EMA Datenbank, welche die europäische Lage dokumentiert, sind bereits mehr als 14.000 Tote im

Zusammenhang zu den neuen Impfstoffen registriert worden.

Die Anzahl der schweren Verläufe aufgrund Nebenwirkung nach Impfung betreffen nach offiziellen Angaben europaweit etwa schon 1.000.000 Menschen. Weltweit können wir also mit mehreren Millionen Menschen rechnen, die bis hin zu schwersten Nebenwirkungen einen großen Schaden erlitten haben. Nach offiziellen Zahlen. Ohne die Dunkelziffer.

Wir reden von Menschen, die sich tatsächlich haben impfen lassen, weil sie vertraut haben und guter Dinge waren. Jetzt sind sie gelähmt, blind, taub oder tot. Es würde diese Menschen und ihre Familien, aber auch das Personal, welche sie jetzt pflegen, verunglimpfen, wenn man unterstellen wollte, das wären alles Simulanten. Oder? Diese Menschen oder ihre Verwandten waren es, die die entsprechenden Meldungen abgegeben haben. Dass es sich hierbei nicht um *Impfgegner* handelt, ist logisch.

Wir sollten aufeinander achten. Denn nicht jeder hat eine laute Stimme und kann sich zu Wort melden. Hinter den Zahlen im Meldesystem verbergen sich aber Menschen. Und die sollten uns jetzt wirklich interessieren. Auch die Frage, wie man den Versehrten jetzt konkret helfen kann, muss in den Fokus kommen. Wir können diese Menschen jetzt nicht alleine lassen.

Schwerste Nebenwirkungen meint hier: Herzinfarkte, Erblinden, Verlust des Gehörs, Schlaganfall, Verlust anderer Körperfunktionen, Dauererkrankungen. Betroffen sind dabei alle Regionen des Körpers. Jedes Organ und jede Körperfunktion kann im Rahmen einer Nebenwirkung betroffen sein.

Wenn diese Annahmen eines enormen Dunkelfeldes innerhalb der aktuellen Statistiken stimmt, dann könnten die offiziellen Zahlen unter Umständen mit der Zahl 10 multipliziert werden. Die Zahl der europaweit Verstorbenen aufgrund Impfung könnte demzufolge etwa 140.000 betragen und die Zahl der weltweit vermuteten Toten aufgrund der neu zugelassenen Impfstoffe würde vielleicht schon 1.000.000 Menschen bis jetzt betragen. Diese Annahmen bewegen sich zwar im Dunkelfeld, aber sie werden durch Indizien gestützt. Jeder Kriminologe fängt in diesem Dunkelfeld an zu suchen, bis er der Wahrheit nach und nach auf die Spur gekommen ist.

Das Ganze vor dem Hintergrund, dass mit den zukünftigen Booster-Impfungen, deren Ende gar nicht absehbar ist, das Risiko immer weiter steigt, bis es sehr schnell jedes auch noch so große Gefährdungsrisiko durch Corona überflügeln würde.

Jeder Mensch dürfte sehr schnell verstehen, dass wir es hierbei mit einem krassen Missverhältnis zu tun haben. Problem dabei: Beweise werden erst in Monaten oder sogar erst in Jahren vorliegen können. Sollten wir also solange ernsthaft weiter machen, als sei alles gut?

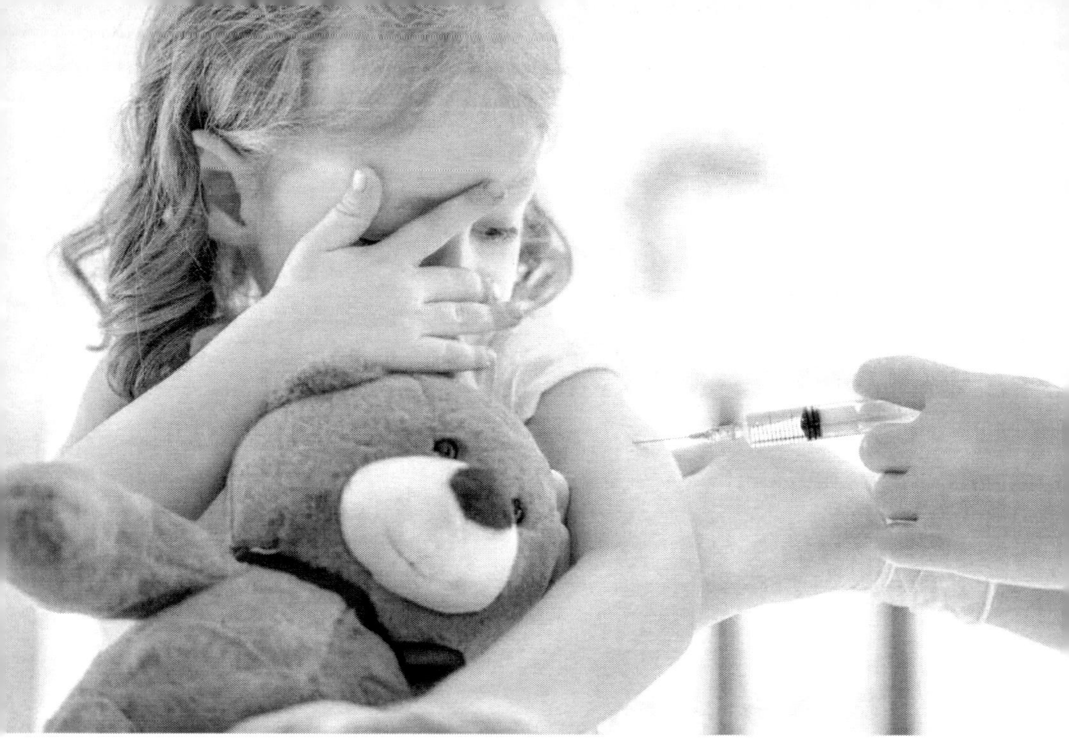

5. Kapitel: Kinderimpfung- Eine Grenze wurde überschritten

Das Ganze hat aber eine Grenze: Darf man also Kinder, mithin bald schon Kleinkinder vor dem Hintergrund dieses Gefahrenpotenzials impfen? Kinder sind so gut wie nie von Corona betroffen oder gefährdet. Der Protest wird an dieser Stelle international immer lauter und prominenter.

Von der möglichen aber wahrscheinlichen Gefahr zeugen die offiziellen deutschen und europäischen Statistiken, die durch die Ämter geführt werden. Nur leider ist auch das erstens offiziell kaum bekannt und zweitens werden hieraus von offizieller Seite kaum Schlüsse gezogen, was nicht nur bedauernswert ist und als falsch beurteilt werden muss, sondern was in der Tat auffällig erscheint.

Man kann spekulieren, wie es zu so einer Situation kommen kann. Viel zu groß dürfte auch hier die Angst sein vor persönlicher Diffamierung und vor persönlichen beruflichen Nachteilen. Denn wer sich jetzt mit allzu vielen kritischen Botschaften zu Wort meldet, der outet sich auch als Abweichler und riskiert seine Karriere.

Erst seit kurzem liegt ja auch für Deutschland die Empfehlung der Ständigen Impfkommission STIKO dafür vor, die 12 bis 17 jährigen impfen zu können. Zunächst hatte die STIKO diese Empfehlung verweigert und erst nach immensem politischen Druck dann doch nachgegeben. Es ist allerdings ganz objektiv betrachtet bereits als verwerflich zu betrachten, Ämter unter Druck zu setzen. Solche Verfahrensweisen kennen wir sonst nur aus dem Wilden Westen. Die Impfstoff-Behörden dürfen nur ihrem Sachverstand, letztlich ihrem Gewissen folgen. Politische Ziele dürfen bei ihren Erwägungen keine Rolle spielen. Das plötzliche Einschwenken hat deshalb auch Kopfschütteln ausgelöst und wurde nicht von Ungefähr als Kniefall gewertet. Ob die Kommission damit ihrem Ansehen geholfen hat, darf man bezweifeln.

Seid nun also diese 12 bis 17 jährigen geimpft werden, ist es auch hier zu zahlreichen Zwischenfällen gekommen. Für Deutschland wurden erfasst: Zweihundert schwere Komplikationen bei Kindern und ein verstorbenes Kind nach Impfung. Der Zusammenhang wird deshalb deutlicher, weil

Kinder in aller Regel nicht urplötzlich solche Symptome zeigen. Es muss, anders als dies bei Erwachsenen der Fall ist, noch eher angenommen werden, dass die Ursache in der Impfung zu sehen ist. Der statistische Zusammenhang ist hier noch naheliegender.

Auch hier noch kein Beweis, aber ein noch deutlicherer Hinweis, als dies bezüglich der Erwachsenenquoten der Fall war. So funktionieren Statistik und empirische Forschung. Das ist Fakt und wird allen Erstsemestern an den Universitäten so vermittelt. Wer das nun nicht benennen will, obwohl er es weiß, der schaut mit Vorsatz weg. Vorsatz wiederum ist die Bedingung für eine Anklageerhebung nach dem Strafgesetz.

Wir reden auch hier wieder von schwersten Nebenwirkungen wie Erblinden, Taubheit, Organversagen und so weiter. Es steht außer Frage, dass dies für die Betroffenen und deren Familien der Supergau ist. Sicherlich hätte keiner von ihnen damit gerechnet, dass so etwas in der Realität mit *ihnen* passieren könnte. Und: Wir betrachten im Moment den sehr kurzen Zeitraum, seitdem diese Impfungen für Kinder erst zugelassen sind. Rein statistisch gesehen ist es also nur ein Rechenexempel, um zu erahnen, dass mit jedem weiteren Tag an dem Kinder in Deutschland geimpft werden, schwere und schwerste Zwischenfälle auftreten und weitere Kinder versterben werden. Statistik. Erstes Semester.

Da Kinder aber in aller Regel nicht mit schweren Covid-19 Verläufen zu rechnen haben (eine statistische Wahrscheinlichkeit so klein, dass sie fern der vermuteten hohen Schädigungsrate durch die Impfstoffe liegt), haben wir derzeit schon ein Missverhältnis von Nutzen und Risiko zu beklagen.

Herdenimmunität wird übrigens nie auf dem Rücken von Kindern erreicht. Das ist juristisch gar nicht erlaubt und durch konkrete Gesetze verboten. Eine Debatte darüber ist deshalb nicht nur unmoralisch, sondern sogar rechtswidrig!

Auf europäischer Ebene wurden bereits neununddreißig tote Kinder in demselben kurzen Zeitraum erfasst sowie über zweitausend schwerste Verläufe von Nebenwirkungen. Bei diesen Kindern handelt es sich um Schutzbefohlene, die blind das machen, was die Erwachsenen ihnen vorgeben und in aller Regel keine Möglichkeit haben, dem zu widersprechen.

Zur Dunkelziffer und der Annahme, dass diese erheblich höher (90%) sei als die offiziellen Daten, sagten die Experten von Reutlingen folgendes: Auf aktuellen Totenscheinen gibt es keine verpflichtenden Angaben zum Impfstatus. Demzufolge liegt es allein in der Hand des eintragenden Arztes vor Ort, ob er hier eine Angabe machen *möchte oder lieber nicht.* Auch Betroffene und Angehörige werden oft sicherlich keine Angaben machen, sei es aus Unkenntnis oder sei es aus eigener Betroffenheit heraus. Sie brauchen den Tatbestand, dass der Tote vor kurzem geimpft wurde lediglich nicht mitzuteilen und schon taucht der Tote nicht in der offiziellen Statistik auf.

Die Betroffenen und Angehörigen wollen schließlich letztendlich nicht als Verschwörer dastehen oder sich persönlicher Denunzierung aussetzen. Sie haben durch den Tod oder dem Schaden der Person schon genug andere Probleme zu lösen.

Sind also vielleicht schon zehnmal so viele Kinder betroffen? Das wären dann allein in Europa 390 tote Kinder und 20.000 schwere und schwerste Nebenwirkungen.

Niemand weiß das derzeit genau. Fakt ist wiederum, dass die Zahlen mit jedem weiteren Tag steigen, anstatt zu fallen.

Zudem werden geforderte Obduktionen durch Rechtsmediziner und Pathologen in der Realität meist verweigert und Staatsanwaltschaften sowie behandelnde Ärzte sind schlichtweg oft nicht motiviert, grundlegend zu ermitteln.

Es lässt sich mit der Aufklärung derzeit kaum Geld verdienen oder Renommee gewinnen. Mit den Impfstoffen aber schon. Jeder Allgemeinmediziner kann jede erbrachte Impfung abrechnen. Die Meldung von Nebenwirkungen bringt hingegen null € Umsatz. Ärzte sind auch nur Menschen. Sie sind oft nicht angestellt, sondern selbständig, müssen also die Kosten so niedrig wie möglich halten und dafür die Gewinne erhöhen, denn Mitarbeiter und Mieten müssen auch von ihnen pünktlich bezahlt werden. Die Leasingrate für den Arzt-Porsche nicht zu vergessen.

Die Teilnehmer der Reutlinger Konferenz resümieren am Ende, dass die Impfungen nach derzeitiger Faktenlage umgehend gestoppt werden müssen und dass sie auf keinen Fall weiterhin an Kinder verabreicht werden dürften. Die anwesenden Juristen sprachen in diesem Zusammenhang von Verbrechen. Ich denke, kein erfahrener Jurist würde diese Bezeichnungen wählen, wenn er sich nicht sicher wäre, dass sie zutreffend sein könnte.

Ich möchte nicht in der Haut der Verantwortlichen stecken, die sich vielleicht irgendwann einmal die Frage stellen lassen müssen, ob sie wussten was sie taten, als sie weitgehend unerforschte Impfstoffe auf die Menschheit losgelassen haben.

Wir hören in diesen Tagen noch oft den Satz *Wer sich nicht impfen lassen will, der muss die Konsequenzen tragen*. Umgekehrt kann man jetzt aber auch sagen, *Wer sich impfen lassen will, muss die Konsequenzen tragen*. So einfach ist das Fazit zu den genannten Statistiken.

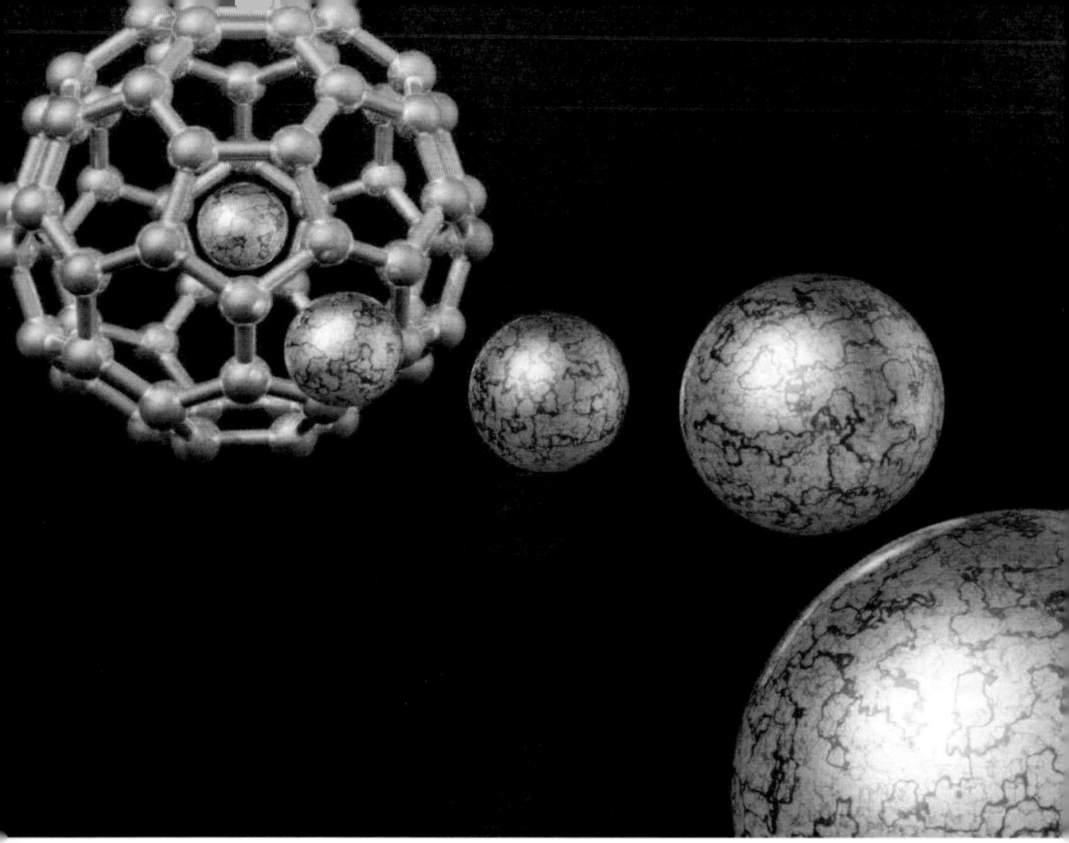

6. Kapitel: Undeklarierte Bestandteile in Impfstoffen

Neue mRNA Impfstoffe haben mit den klassischen Impfungen nur noch wenig gemeinsam. Beide Produktlinien heißen *Impfung*, sind aber so gut miteinander vergleichbar wie der Mond mit der Sonne. Vielmehr greifen sie erstmals manipulativ in die menschlichen Gene ein. Das ist neu.

Weiterhin scheint sich jedoch auch abzuzeichnen, was nach einem Science-Fiction-Film klingt: Die neuen Impfstoffe könnten nämlich flächendeckend undeklarierte Bestandteile enthalten. Diese wurden durch verschiedene Labore gefunden und können derzeit nicht zugeordnet werden. Die Herstellerfirmen schweigen bisher dazu (Quelle: https://www.kla.tv/20217, Stand: 03.11.2021).

Es handelt sich um winzig kleine Strukturen. Die Objekte hätten technisch anmutende Formen, scharfe Kanten, sie seien also teilweise eckig oder dreieckig oder auch groß und spitzkantig. Teilweise werde mittels Mikroskopie deutlich, dass die Oberflächen mancher Teile eine gleichmäßig geordnete Rasterstruktur aufweisen würden. Außerdem bewegten sich die Objekte während der Mikroskopie teilweise von alleine.

Ich habe mir die Präsentation während der Pathologen Konferenz Reutlingen angesehen. In der Tat ist auf diesen Aufnahmen auch zu sehen, wie sich kleine Teile zielstrebig in eine Richtung bewegen, während die anderen Bestandteile ruhig verharren. Ebenfalls seien künstliche Formen aber nicht nur in den Impfstoffen, sondern auch im Blut von geimpften Personen gefunden worden.

Dort hätten sie die deutliche Form eines gewundenen Fadens, der allerdings nicht organischen Ursprungs sei, sondern aus einem anorganischen Material bestehen würde. Dieser Fund trat wiederum auch nicht nur einmalig auf, sondern regelmäßig bei verschiedenen Impflingen, was darauf hindeutet, dass es sich um einen Fremdkörper handeln könnte, der mittels Impfung in die Blutbahn eingeschleust wurde.

Alle Formen seien immer wieder zufällig beobachtet worden, hieß es weiter. In herkömmlichen Impfstoffen (Masern, Röteln, usw.) sei dies in keinem Fall beobachtet worden. Die Vergleichsproben seien also unauffällig gewesen. In ausgetrocknetem Zustand nach mehreren Monaten erinnert ein Teil nicht ungefähr, sondern ziemlich genau an einen Computer Chip. Die Impfstoffe wurden dafür mittels Dunkelfeldmikroskop untersucht. Die entstandenen Bilder und Videos wurden aufgenommen. Diese Aufnahmen muten so verrückt an, dass man sie gar nicht glauben möchte und lieber in den Bereich der Verschwörungstheorien verschieben möchte.

Es gibt bisher keine Stellungnahme der verantwortlichen Hersteller, was es mit diesen Teilen auf sich haben könnte. Geht es nicht gerade um Impfstoffe, so ist Nanoforschung aber durchaus in aller Munde und salonfähig. Die Forschung hat bewiesen, dass Nanopartikel aufgrund ihrer winzigen Beschaffenheit dazu in der Lage sind, alle Organe zu durchdringen. Sie gelangen also überall hin und sind auch in der Lage, Abwehrmechanismen des Körpers zu durchdringen und zu überlisten. Da auch in unseren Lebensmitteln und in diversen Kosmetika mittlerweile Nanopartikel zur Standardausrüstung gehören, ohne dass Konsumenten davon im Großen und Ganzen Kenntnis besitzen würden, stellt sich abermals die Frage, welche Konsequenzen der Verbleib von Nanopartikeln, die künstlich hergestellt wurden, in unserem Körper haben kann.

Wenn es um Nanopartikel in Impfstoffen geht, reagieren viele Medien derzeit reflexartig mit dem Hinweis, dass auch Titandioxid aus Nanopartikeln bestehen würde und das sei ja auf so ziemlich jeder Schokolade anzutreffen und angeblich völlig harmlos. So wird Titandioxid, das auch als E171 bekannt ist, in Nanopartikelgröße als Schokoladenüberzug, als Oberfläche für Kaugummis oder innerhalb von Zahnpasta oder Sonnencreme verwendet. Jetzt wissen wir auch, warum die Oberfläche der Schokolade erst seit einigen Jahren so glänzend und spiegelglatt aussieht. In meiner Jugend war das nicht so.

Seit ich das weiß, denke ich nun (leider) immer an Titandioxid, wenn ich Schokolade sehe und finde das vollkommen unnötig. Als *Naturbursche* bin ich der Meinung, man sollte solche Experimente am Menschen lieber sein lassen. Das dient nur dem Verkaufsinteresse der Hersteller. Auch hier gilt: Sollten Menschen später krank werden, wer bitteschön denkt denn daran, dass es an dem Schokoladenüberzug gelegen haben könnte, den sie früher mitgegessen haben? Ist es auch hier Absicht, dass das später sowieso keiner nachweisen kann?

In den Medien wird E 171 als harmlos dargestellt. Es wurde in den letzten Jahrzehnten in Millionen Tonnen verarbeitet. Doch nun plötzlich warnt die EFSA (Europäische Behörde für Lebensmittelsicherheit) davor (Quelle: https://www.efsa.europa.eu/de/news/titanium-dioxide-e171-no-longer-considered-safe-when-used-food-additive, Stand: 05.11.2021).

Man kann nach derzeitigem Stand der Forschung eine Genotoxizität von E 171 nicht mehr ausschließen, weil es sich im menschlichen Körper ansammeln könnte und Krebs fördern könnte, so Prof. Maged Younes, Vorsitzender des EFSA-Sachverständigengremiums für Lebensmittelzusatzstoffe und Aromastoffe (FAF). E 171 wurde in Frankreich verboten, die Schweiz will bald nachziehen. Allgemein ist es in Europa aber noch zugelassen.

Welche Auswirkung diese Nanopartikel dann im Körper haben, darüber dürfte der einzelne Konsument allerdings nur wenig Kenntnis besitzen. Stellt sich die Frage, warum Unternehmen solche Produkte überhaupt herstellen. Nun es geht wohl in allererster Linie darum, Produkte für den Markt interessanter und verkaufsfähiger zu gestalten. Es besteht also ein monetäres Interesse.

Das Verbraucherinteresse auf Gesundheit und Vitalität spielt möglicherweise bei diesen Betrachtungen eine untergeordnete Rolle. Zumal gesundheitliche Auswirkungen sich erst nach Jahren und Jahrzehnten bemerkbar machen. Das monetäre Interesse der Unternehmen muss aber sofort gestillt werden.

Könnte es sein, dass ebensolche Erwägungen ein zu eins auch auf die Produktion der Impfstoffe übertragbar sind?

Der ein oder andere kann sich noch an den Science Fiktion Klassiker *Die phantastische Reise ins Ich* aus den 60er Jahren erinnern. Hierin wurde ein U-Boot samt Besatzung auf Miniaturgröße geschrumpft und danach in die Blutbahn eines Wissenschaftlers injiziert, um dort medizinische Aufgaben zu übernehmen. Es ist ja ganz oft so, dass zuerst Künstler in ihren Werken ihre Visionen darstellen, die danach reale Wissenschaftler zu realen Erfindungen inspirieren. Möglicherweise war es hier ähnlich.

Es gibt sie nämlich schon seit vielen Jahren, die Nanorobotik. Ich habe mich deshalb näher damit beschäftigt, wie weit die Forschung von Miniaturrobotern (Nanoroboter) gekommen ist. Bekannt war mir bisher, dass solche Ideen tatsächlich existieren und daran seriös geforscht wird.

Viele von uns haben bereits die Verschwörungsgeschichten gehört, dass Nanocomputer oder -chips mit der Impfung injiziert werden könnten, um Menschen so besser manipulieren oder sogar fernsteuern zu können.

Fakt ist, dass die Nanotechnologie schon sehr weit fortgeschritten ist. Man wird sehr schnell im Internet fündig, was Nanotechnologie alles bereits leisten kann. Wissenschaftler weltweit arbeiten seit vielen Jahren, wenn nicht sogar schon seit Jahrzehnten daran, Minicomputer und Miniroboter in den menschlichen Körper einzuschleusen, um dort ärztliche Behandlung bis hin zu Mikrooperationen durchführen zu können (ganz wie im Film).

Ganz offensichtlich gibt es also eine solche Technologie, die sich auf der Ebene von millionstel oder von tausendstel Millimetern abspielt. Liegt es da nicht nahe anzunehmen, dass es nur ein kleiner Schritt wäre, diese Nanotechnologie auch in Impfstoffe einzufügen? Mit welcher Absicht sei hier erstmal nicht berücksichtigt. Man müsste also sagen: *Ja, das wäre wahrscheinlich bereits jetzt möglich.* Diese Erkenntnis passt wiederum sehr gut zu den merkwürdig technisch anmutenden Objekten, die in den Impfflüssigkeiten sowie in den Blutproben der Geimpften gefunden wurden.

Merkwürdig und auffällig ist für die Enthüllungsforscher auch, dass viele der Teilchen sich in der Mikroskopie von alleine bewegen. Entweder schwingen sie die ganze Zeit auffällig hin und her oder sie bewegen sich tatsächlich von A nach B, also selbständig durch das Serum während andere Bestandteile des Serums an einem Punkt fixiert bleiben. In den Videos sieht es deshalb fast so aus, als wenn sie über irgendeine Art Antrieb verfügen würden.

Alle diese Aufnahmen dokumentieren das Vorhandensein von Bestandteilen in einem einzigen Tropfen des Serums. Es wurde also jeweils ein Tropfen unter dem Mikroskop untersucht und dabei wurden dann diese Nanobestandteile fotografiert und gefilmt.

Insbesondere ist auch die Frage spannend, warum sich die Partikel bewegen. Diverse Forschergruppen haben hier elektromagnetische Felder gemessen, die deutlich von dem abweichen, was normalerweise durch Herz oder andere Organtätigkeiten an Strömen und Magnetfeldern erzeugt wird. Selbstverständlich sind diese Experimente und Forschungsansätze gerade erst am Anfang. Die allermeisten der ambitionierten Wissenschaftler machen dies auf eigene Faust und schließen sich dazu in einem Netzverbund zusammen. Man kann sich leicht vorstellen, dass sie weder durch Behörden, Ämter, Regierungen und schon gar nicht durch die Pharmaindustrie selber hierbei irgendwelche Unterstützung finden würden. Ganz im Gegenteil. Ständig kommt es zu Denunziationen und Störaktionen, die ein solch ambitioniertes Vorhaben verlangsamen oder stoppen wollen. Hat dies einen tieferen Grund? Soll unentdeckt bleiben, was bisher geheim ist?

Was wissen wir also über Nanobots?

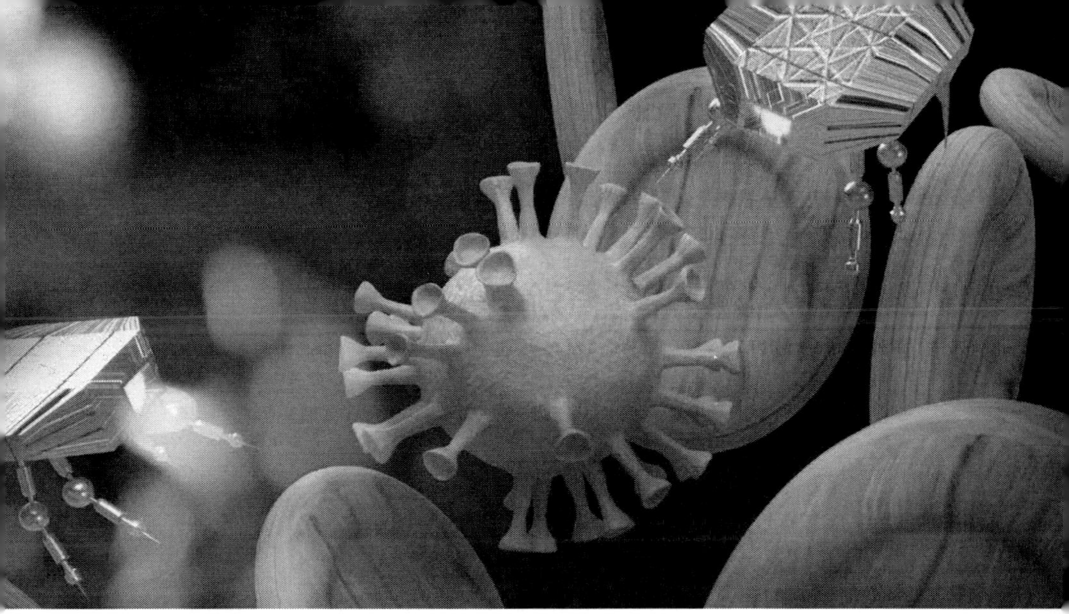

7. Kapitel: Nanoroboter?

Sucht man im Internet ganz neutral nach dem Sachstand dieser technologischen Revolution, dann erhält man reichhaltige Dokumente zum Stand der Entwicklung.

Schon vor Jahren wurden die bahnbrechenden Entwicklungssprünge aufgezeigt und deren Möglichkeiten und Nutzen für den Menschen beschrieben. Es ist schon vor vielen Jahren die Rede davon gewesen, dass Entwicklungslabore weltweit daran arbeiten würden, unglaublich kleine, für das menschliche Auge nicht sichtbare Miniaturroboter zu erschaffen, die in den menschlichen Körper eingeschleust werden könnten, um dort Tätigkeiten auszuführen wie Reparaturarbeiten, medizinische Eingriffe, Minioperationen, und dergleichen mehr.

In all diesen Dokumenten wird davon gesprochen, dass die Medizin bald nicht mehr dieselbe sein wird. Die beteiligten Wissenschaftler und Erfinder stellen sich vor, dass sie damit die Genese des Menschen revolutionieren würden.

Diese Geräte sind tatsächlich miniaturisiert bis auf winzigste Größen. Sie sind beispielsweise aus anorganischem, also künstlichen Material geformt, und bewegen sich selbstständig in den menschlichen Gefäßen. Ob Versuche am Menschen bisher durchgeführt wurden, darüber halten die Institute Stillschweigen. Tierversuche hingegen sind durchgeführt worden und zwar erfolgreich.

Wäre es also technisch möglich, solche Nanoroboter mittels einer Flüssigkeit zu injizieren? Vermutlich ja.

An der ETH Zürich sind diesbezügliche Forschungen und diverse Studiengänge etabliert worden. Dort werden dementsprechende Miniaturroboter erdacht, konstruiert, entwickelt und getestet. Also doch kein Science Fiction, sondern Realität?

Hier ein Auszug von der Internetseite der Uni:

„Forschende der ETH Zürich haben eine Methode entwickelt, mit der sie Mikrometer kleine Maschinen herstellen können, in denen mehrere Materialien auf komplexe Weise miteinander verwoben sind. Solche Mikroroboter sollen dereinst die Medizin revolutionieren.

Roboter, so winzig, dass sie sich durch unsere Blutgefäße bewegen und Medikamente im Körper an bestimmte Stellen bringen – dies ist ein Forschungsziel, dass Wissenschaftler seit Jahren verfolgen. Forschenden der ETH Zürich ist es nun gelungen, erstmals solche «Mikromaschinen» zu bauen, die aus Metall und Kunststoff bestehen, und bei denen diese beiden Materialien so miteinander verknüpft sind, wie beispielsweise die Glieder einer Kette. Möglich ist dies dank einer von ihnen entwickelten neuen Herstellungstechnik."

In einem auf YouTube verfügbaren Video gibt Prof. Dr. Bradley Nelson Auskunft darüber, wie sie es schaffen, solche Miniaturisierungen zu bewerkstelligen. (Quelle: https://www.youtube.com/watch?v=aDfqRt_4ePc, Stand: 28.10.2021). Die Wissenschaftler arbeiten aus diesem Zweck eng mit denselben Firmen zusammen, die auch für die Miniaturisierung von Computerchips in Handys oder Computern verantwortlich sind.

Wenn so etwas mit Computerchips möglich ist, dann sollte er es mit Robotern ebenfalls funktionieren. Die Nanoroboter bedienen sich also einfach der Technik der Kollegen aus der Computerindustrie. Man arbeitet fachübergreifend zusammen. Außerdem wird versucht, die Bewegungsmechanismen von Bakterien zu imitieren. Denn auch Bakterien befinden sich im Nanometerbereich, aber auch sie sind in der Lage, sich aufgrund eigener Antriebe fortzubewegen. Sie haben dafür eigene organische Antriebssysteme.

Der verantwortliche Professor Brad Nelson gibt auch darüber Auskunft, dass noch gar nicht ganz klar ist, wo die Reise in der Entwicklung eigentlich hingehen soll und wofür die Entwicklung eigentlich gedacht sein wird. Zunächst mal steht im Vordergrund, sich inspirieren zu lassen, die Teile zu miniaturisieren und er geht dann davon aus, dass sich dann Anwendungsgebiete von alleine erschließen werden in Zusammenarbeit mit den Geldgebern aus der Industrie.

Man entwickelt also zuerst und sucht erst danach nach sinnvollen Einsatzmöglichkeiten. Kann es also sein, dass tatsächlich der medizinische Einsatz auch im Rahmen von Impfungen ein geplantes Einsatzgebiet ist? Was, wenn es schon längst beschlossene Sache ist und wir nur noch nichts davon wissen?

Auch solche Aussagen geben im Rahmen dessen was wir gesehen haben reichlich Raum für Spekulationen. Das zitierte Video ist mittlerweile sieben Jahre alt. Es darf mit Sicherheit angenommen werden, dass sich in der Zwischenzeit einiges auf der Entwicklungsebene getan haben wird. Sieben Jahre sind ein langer Zeitraum in der technologischen Entwicklung.

In einem in 2015 entstandenen Video wird eine vollständige Vorlesung des Professors gezeigt. Er erklärt hier sehr anschaulich und auch für Laien nachvollziehbar, was es mit seinen Forschungen auf sich hat und wie der Stand der Dinge war.

Die Rückschau ermöglicht uns aber die Visionen von einst abzugleichen mit den möglichen gegenwärtigen Szenarien. Also was waren die Zielsetzungen und Absichten der Entwickler, lange bevor Corona bekannt war. Die in der Präsentation angesprochenen Ziele waren es damals schon, dass Nanoroboter Transportaufgaben für Medikamente im Körper des Menschen übernehmen sollen. Nehmen Sie sich ruhig die Zeit und schauen Sie sich diesen sehr interessanten Beitrag einmal an (Quelle: https://www.youtube.com/watch?v=ZN7RnAMjghE, Stand: 28.10.2021).

Sie werden innerhalb dieses Videos an Position 18 Minuten und 55 Sekunden Aufnahmen sehen von einem Miniaturroboter, der sich bei einem Tierversuch im Augeninneren per Fernsteuerung hin und her bewegen lässt.

Das Video ist vergrößert und trotzdem ist das Gerät nur ein winziges Pünktchen, dass zielgenau hin und herfährt. Die Fahrtrichtung wählt dabei die Person, die das Gerät von außen steuert.

Brad Nelson spricht davon, dass er *innerhalb kurzer Zeit ganze Armeen davon herstellen kann*. Ob er die Bezeichnung *Armee* als stilistisches Hilfsmittel für seinen Vortrag genutzt hat oder ob er tatsächlich an eine *Armee im militärischen Sinne* gedacht hat, das weiß nur er allein.

Diese Maschinen sind etwa 200 Mal kleiner als ein menschliches Haar. Sie sind von Menschenhand erdacht und produziert und stellen technische Geräte dar, die ferngesteuert werden können, um verschiedene Aufgaben zu übernehmen. Dies ist der Stand der Technik.

Innovative Forscher bleiben nicht nur in ihrem stillen Kämmerlein, sondern sie sind eng verwoben mit Unternehmen, Wirtschaft und Industrie, um auch über diesen Weg für eine Durchdringung ihrer Erfindungen zu sorgen. Sie suchen schlicht nach Absatzmärkten.

Ob es sich bei den gezeigten Aufnahmen um Nanoroboter in Impfstoffen handelt, ist derzeit wie gesagt vollkommen unklar und reine Spekulation. Jedenfalls kann nach kurzer Recherche angenommen werden, dass der Stand der Technik dies jedenfalls hergeben *könnte*. Es war und ist das Ziel der Nanotechniker, ebensolche Apparaturen herzustellen, die dann in den menschlichen Körper injiziert werden. Technisch gesehen wäre es wohl bereits möglich.

Nicht geplant und nicht autorisiert dagegen wäre es, dies zu tun, ohne dass die Menschheit etwas davon erfährt. Nicht auszumalen, wenn sich irgendetwas daran bewahrheiten würde, nachdem mehr als die Hälfte aller Menschen damit geimpft wurden.

Die Frage an die beteiligten Pharmakonzerte muss deshalb lauten: Setzen Sie Nanotechnologie mithin sogar Nanorobotik ein, ohne dass jemand etwas davon weiß?

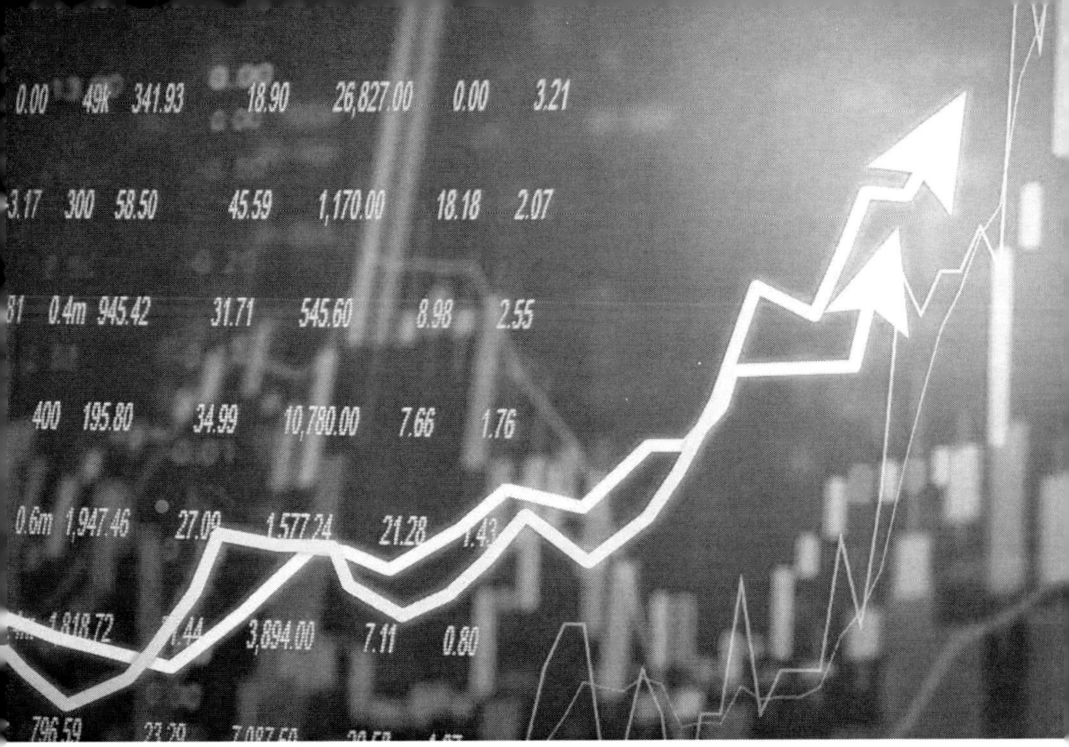

8. Kapitel: Falsche Statistiken zu Impfschäden und Verstorbenen

Die Möglichkeit Gefahren der Impfstoffe weiter auszuloten steigt und fällt mit der Qualität der erhobenen statistischen Daten. Eine Gefährlichkeit kann erst signifikant hervortreten, wenn Nebenwirkungen und Impfschäden gegebenenfalls auch mit Todesfolge *gemeldet* werden. Werden diese Tatbestände durch Angehörige, durch die Impflinge selber oder durch Ärzte nicht an die verantwortlichen Behörden gemeldet, so fehlt bereits die Basis, auf der eine weitere Begutachtung stattfinden könnte.

So könnten mögliche Opfer Angst davor haben, nach ihrer Meldung zum Spielball der Behörden zu werden. Manche Menschen scheuen per se den Kontakt zu irgendwelchen Behörden. Obwohl eine Meldepflicht besteht, gehen Experten davon aus, das 90% aller Fälle von den leichten bis mittleren bis hin zu den schwersten und den tödlichen Fällen überhaupt nicht gemeldet werden und damit vollkommen unerkannt bleiben.

Das Problem ist eine Art self-fulfilling prophecy. Es wird von Anfang an negiert, dass Impfstoffe gefährlich sein könnten. Dieser Beobachtungsfehler wird dann in dem Meldesystem reproduziert, sodass mögliche Fälle bewusst oder unbewusst aussortiert werden. Am Ende hat sich die Prophezeiung selbst bestätigt. Mit Faktenerhebung hat eine solche Herangehensweise, welche durch Voranahmen geleitet ist, allerdings nichts zu tun.

Hier liegt ein großer Kritikpunkt. Denn wenn wir als Gesellschaft oder als Weltgemeinschaft von falschen Zahlen ausgehen und mit diesen operieren, kommen wir definitiv zu falschen Ergebnissen. Werden also die meisten Impfschäden übersehen, wie dies derzeit vermutet wird, dann ist logisch nachzuvollziehen, dass die tatsächliche Gefahr weit unterschätzt wird.

In der Realität zeichnet sich derweil ab, dass sich 20% der Behandlungstätigkeit der Ärzte in den Arztpraxen darauf erstreckt, die Impfschäden durch Corona Impfstoffe zu behandeln. Trotzdem weigern sich viele Ärzte, auch diese Fakten weiter zu melden. Behandlungen werden abgerechnet, der Grund aber nicht an die Behörden gemeldet. Vermutlich sorgen sich auch die Ärzte vor Ausgrenzung oder öffentlicher Diffamierung. Viele von ihnen fürchten behördliche Schelte oder sie haben Angst davor, in die Nähe von Impfgegnern gebracht zu werden und möglicherweise ihre Kundschaft dadurch zu verlieren.

Angehörige und Impflinge selber wiederum fürchten sich davor, aus dem Mainstream der politisch gewollten Impfen-Euphorie auszuscheren und gesellschaftlich stigmatisiert zu werden. Das soziologische Phänomen, dass Menschen immer Gruppen angehören wollen und nicht als Außenseiter durchs Leben gehen möchten, spielt hier auch eine tragende Rolle. Die Gruppenregeln werden als heilig angesehen. Sie zu beschädigen gilt als Verstoß und hat den Ausschluss aus eben solchen Gruppen zur Folge. Die meisten Menschen die von Impfschäden erfahren oder diese vermuten, schweigen also zunächst darüber und reden sich selber erst mal ein, dass das schon wieder weg geht. Hier liegt aber ein medizinisches Fehlverhalten vor, dass unter Umständen tödlich enden kann. Denn jeder weiß, wenn man arge Beschwerden hat, sollte man besser sofort einen Arzt konsultieren.

Wir können also mit hoher Wahrscheinlichkeit annehmen, dass die bereits gemeldeten Impfschäden nur die Spitze des Eisbergs darstellen.

Viele verantwortliche Mediziner auch in den Krankenhäusern weigern sich schlichtweg, die notwendige Meldung an die Behörden durchzuführen. Das ist ein Skandal. Denn wenn diese wichtigen Meldungen unterbleiben, dann liegen den Behörden falsche Zahlen vor und die möglichen Gefahren können überhaupt nicht erkannt werden.

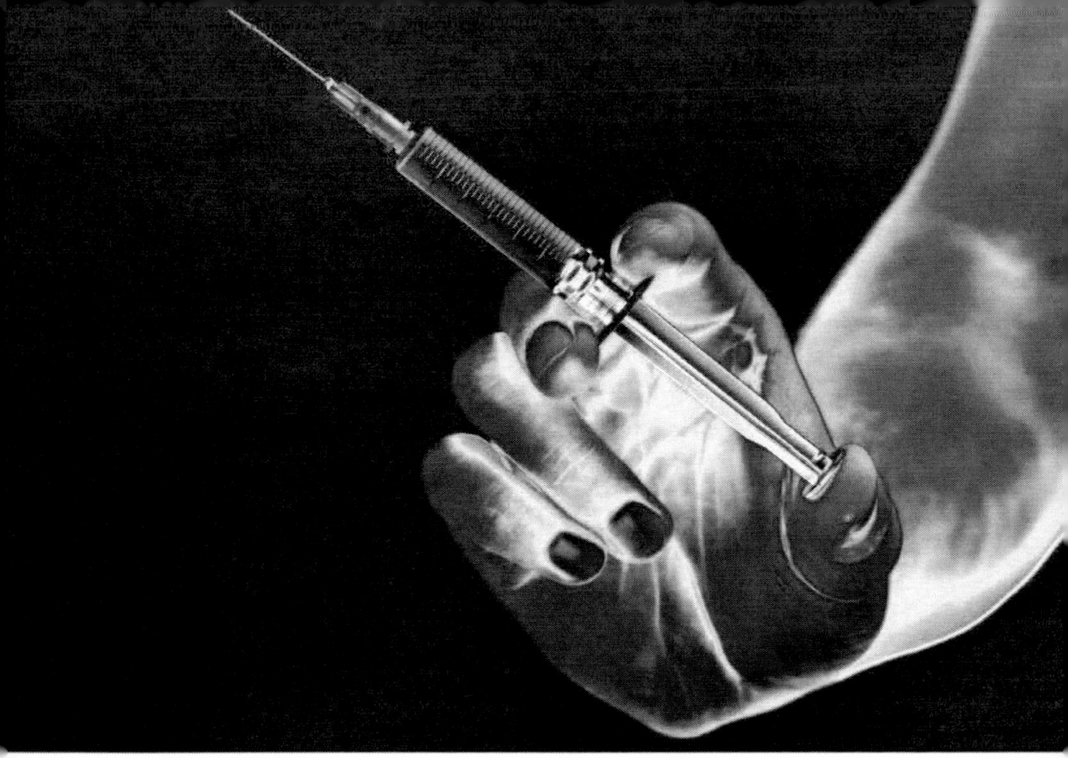

9. Kapitel: Die offiziellen Nebenwirkungen laut Herstellerangaben

Wenn die Nebenwirkungen nicht so drastisch ausfallen würden, wie es tatsächlich der Fall ist, müssten wir uns alle keine Gedanken machen. Doch bereits der Blick in die Hinweise der Hersteller verrät uns, mit welch drastischen Nebenwirkungen zu rechnen ist. Hier einige Beispiele:

Comirnaty® von BioNTech/Pfizer:

Die am häufigsten berichteten Impfreaktionen in der bisher mehrmonatigen Beobachtungszeit waren Schmerzen an der Einstichstelle (mehr als 80 Prozent, bei Kindern und Jugendlichen zwischen 12 und 15 Jahren mehr als 90 Prozent), Müdigkeit (mehr als 60 Prozent, bei Kindern und Jugendlichen zwischen 12 und 15 Jahren mehr als 70 Prozent), Kopfschmerzen (mehr als 50 bzw. 70 Prozent), Muskelschmerzen und Schüttelfrost (mehr als 30 bzw. 60 Prozent), Gelenkschmerzen (mehr als 20 Prozent), Fieber und Schwellung der Einstichstelle (mehr als 10 bzw. 20 Prozent). Häufig (zwischen 1 Prozent und 10 Prozent) traten Übelkeit und Rötung der Einstichstelle auf. Gelegentlich (zwischen 0,1 Prozent und 1 Prozent) traten Lymphknotenschwellungen, Schlaflosigkeit, Schmerzen im Impfarm, Unwohlsein und Juckreiz an der Einstichstelle sowie Überempfindlichkeitsreaktionen (allg. Ausschlag oder Juckreiz) auf. Seit Einführung der Impfung wurde außerdem sehr häufig (bei 10 % oder mehr) über Durchfall und häufig (zwischen 1 % und 10 %) über Erbrechen berichtet.

Spikevax® (Vaccine Moderna) von Moderna:

Die am häufigsten berichteten Impfreaktionen in der bisher zumeist zweimonatigen Beobachtungszeit waren Schmerzen an der Einstichstelle (mehr als 90 Prozent), Müdigkeit (70 Prozent), Kopf- und Muskelschmerzen (mehr als 60 Prozent), Gelenkschmerzen und Schüttelfrost (mehr als 40 Prozent), Übelkeit oder Erbrechen (mehr als 20 Prozent), Lymphknotenschwellung in der Achselhöhle, Fieber, Schwellung und Rötung an der Einstichstelle (jeweils mehr als

10 Prozent). Häufig (zwischen 1 Prozent und 10 Prozent) wurde über allgemeinen Ausschlag sowie Ausschlag und Nesselsucht an der Einstichstelle berichtet. Gelegentlich (zwischen 0,1 Prozent und 1 Prozent) trat Juckreiz an der Einstichstelle auf.

Die meisten Reaktionen sind bei älteren Personen etwas seltener als bei jüngeren Personen zu beobachten. Die Impfreaktionen sind zumeist mild oder mäßig ausgeprägt und treten etwas häufiger nach der zweiten Impfung auf.

Seit Einführung der Impfung wurden nach Gabe der mRNA-Impfstoffe sehr selten Fälle von Herzmuskel- und Herzbeutelentzündungen (Myokarditis und Perikarditis) beobachtet. Diese Fälle traten hauptsächlich innerhalb von 14 Tagen nach der Impfung, häufiger nach der zweiten Impfung und häufiger bei jüngeren Männern auf. Einige ältere Personen beziehungsweise Personen mit Vorerkrankungen verstarben.

Bisher wurden mehrere Allergiefälle in Bezug auf Comirnaty® von BioNTech/Pfizer gemeldet. BioNTech und Pfizer warnen Personen, die eine signifikante Allergiegeschichte in Bezug auf aktive Arzneistoffe aufweisen, sich mit Comirnaty® von BioNTech/Pfizer impfen zu lassen. Als mögliche Auslöser stehen der Wirkstoff selbst oder Hilfsstoffe auf Polyethylenglykol (PEG)-haltiger Lipidnanopartikel-Basis. Das Paul-Ehrlich-Institut rät daher Allergikerinnen und Allergikern, die empfindlich auf diese Inhaltsstoffe reagieren oder nach der ersten Dosis starke Allergiesymptome zeigen, sich nicht (weiterhin) mit Comirnaty® von BioNTech/Pfizer impfen zu lassen. Dies gilt auch für Spikevax® (Vaccine Moderna) von Moderna.

Vaxzevria® von AstraZeneca:

Die am häufigsten berichteten Impfreaktionen sind Druckempfindlichkeit an der Einstichstelle (mehr als 60 Prozent), Schmerzen an der Einstichstelle, Kopfschmerzen und Abgeschlagenheit (mehr als 50 Prozent), Muskelschmerzen und Unwohlsein (mehr als 40 Prozent), erhöhte Temperatur und Schüttelfrost (mehr als 30 Prozent), Gelenkschmerzen und Übelkeit (mehr als 20 Prozent). Häufig (zwischen 1 Prozent und 10 Prozent) wurde eine Verringerung der Blutplättchenanzahl (Thrombozytopenie), Erbrechen, Durchfall, Rötung und Schwellung der Einstichstelle sowie Fieber berichtet. Gelegentlich (zwischen 0,1 Prozent und 1 Prozent) traten Lymphknotenschwellungen, verminderter Appetit, Schwindel, Schläfrigkeit, vermehrtes Schwitzen, Juckreiz und ein allgemeiner Hautausschlag auf. Die meisten Reaktionen sind bei älteren Personen etwas seltener als bei jüngeren Personen zu beobachten. Die Impfreaktionen sind zumeist mild oder mäßig ausgeprägt und treten nach der zweiten Impfung etwas seltener als nach der ersten Impfung auf.

Seit Einführung der Impfung wurden nach einer Impfung mit Vaxzevria® von AstraZeneca in sehr seltenen Fällen Blutgerinnsel (Thrombosen), verbunden mit einer Verringerung der Blutplättchenzahl (Thrombozytopenie), teilweise auch mit Blutungen einhergehend, beobachtet. Darunter waren einige schwere Fälle mit Blutgerinnseln an unterschiedlichen oder ungewöhnlichen Stellen (zum Beispiel im Gehirn als Sinusvenenthrombosen oder im Bauchraum als Mesenterialvenenthrombosen), zusammen mit erhöhter

Gerinnungsaktivität oder auch Blutungen im ganzen Körper. Die Mehrzahl dieser Fälle trat zwischen zwei bis drei Wochen nach der Impfung und überwiegend bei Personen unter 60 Jahren auf. **Aufgrund einer Häufung dieser Fälle mit teils tödlichem Verlauf** hat die Ständige Impfkommission am 1. April 2021 die Empfehlung ausgesprochen, Vaxzevria® von AstraZeneca nur noch an Personen ab 60 Jahren zu verabreichen.

Ebenfalls seit Einführung der Impfung wurden nach einer Impfung mit Vaxzevria® von AstraZeneca sehr selten (weniger als 0,01 Prozent) Fälle von Kapillarlecksyndrom beobachtet, teilweise bei Personen, die früher bereits an einem Kapillarlecksyndrom erkrankt waren und zum Teil mit tödlichem Ausgang. Das Kapillarlecksyndrom trat in den ersten Tagen nach Impfung auf und ist gekennzeichnet durch eine rasch fortschreitende Schwellung der Arme und Beine, plötzliche Gewichtszunahme sowie Schwächegefühl. Es erfordert eine sofortige ärztliche Behandlung. Berichtet wurden zudem sehr selten Fälle eines Guillain-Barré-Syndroms nach einer Impfung mit Vaxzevria®. Ob diese Fälle in ursächlichem Zusammenhang mit der Impfung stehen, wird aktuell noch untersucht. Das Guillain-Barré-Syndrom ist gekennzeichnet durch Schwäche oder Lähmungen in den Beinen und Armen, die sich auf die Brust und das Gesicht ausdehnen können und die eine intensivmedizinische Behandlung erforderlich machen können. Aus diesem Grund darf Vaxzevria® nicht verimpft werden, wenn früher ein Kapillarlecksyndrom diagnostiziert wurde.

Janssen® von Johnson & Johnson:

Die am häufigsten berichteten Impfreaktionen sind Schmerzen an der Einstichstelle (mehr als 40 Prozent), Kopfschmerzen, Müdigkeit und Muskelschmerzen (jeweils mehr als 30 Prozent) sowie Übelkeit (mehr als 10 Prozent). Häufig (zwischen 1 und 10 Prozent) wurde über Fieber, Husten, Gelenkschmerzen, Rötung und Schwellung der Einstichstelle sowie Schüttelfrost berichtet. Gelegentlich (zwischen 0,1 und 1 Prozent) traten Zittern, Niesen, Schmerzen in Mund und Rachen, genereller Ausschlag, vermehrtes Schwitzen, Schwäche der Muskeln, Schmerzen in Arm oder Bein, Rückenschmerzen, allgemeines Schwächegefühl und Unwohlsein auf. In seltenen Fällen (0,01 bis 0,1 Prozent) traten Überempfindlichkeitsreaktionen und Nesselsucht auf.

Darüber hinaus wurden nach einer Impfung mit Janssen® von Johnson & Johnson in sehr seltenen Fällen (weniger als 0,01 Prozent) Blutgerinnsel (zum Beispiel im Gehirn als Sinusvenenthrombosen oder auch im Bauchraum) verbunden mit einer Verringerung der Blutplättchenzahl (Thrombozytopenie) und bei einem Teil mit tödlichem Ausgang beobachtet. Diese Fälle traten innerhalb von drei Wochen nach der Impfung und überwiegend bei Personen unter 60 Jahren auf. Diese Fälle werden aktuell sorgfältig geprüft.

Seit Einführung der Impfung wurden in sehr seltenen Fällen allergische Sofortreaktionen (anaphylaktische Reaktionen) berichtet. Diese traten kurz nach der Impfung auf und mussten ärztlich behandelt werden.

Ebenfalls seit Einführung der Impfung wurden nach einer Impfung mit dem Impfstoff Janssen® von Johnson & Johnson sehr selten Fälle von Kapillarlecksyndrom beobachtet, teilweise bei Personen, die früher bereits an einem Kapillarlecksyndrom erkrankt waren, und zum Teil mit tödlichem Ausgang. Das Kapillarlecksyndrom trat in den ersten Tagen nach Impfung auf und ist gekennzeichnet durch eine rasch fortschreitende Schwellung der Arme und Beine, plötzliche Gewichtszunahme sowie Schwächegefühl und erfordert eine sofortige ärztliche Behandlung. Berichtet wurden zudem sehr selten Fälle (weniger als 0,01 Prozent) eines Guillain-Barré-Syndroms nach einer Impfung mit Janssen® von Johnson & Johnson. Diese Fälle stehen möglicherweise in ursächlichem Zusammenhang mit der Impfung. Das Guillain-Barré-Syndrom ist gekennzeichnet durch Schwäche oder Lähmungen in den Beinen und Armen, die sich auf die Brust und das Gesicht ausdehnen können und die eine intensivmedizinische Behandlung erforderlich machen können.

Zitatende

(Quelle: https://www.infektionsschutz.de/coronavirus/fragen-und-antworten/alles-zu-den-impfstoffen/nebenwirkungen-und-impfreaktionen/#tab-4590-0, Stand: 27.08.2021)

Das sind die offiziellen Warnhinweise.

Nun liest man immer wieder: Alles sehr seltene Ausnahmefälle. Stimmt das? Wohl kaum. Die einschlägigen Facebookseiten sind voll mit Darstellungen von Betroffenen, die zu Hauf von ebendiesen Nebenwirkungen berichten und die zum Teil auch schwer ausgefallen sind. Im Übrigen werden die meisten der Social-Media-Seiten, auf denen sich Menschen derzeit austauschen, durch die Betreiber gelöscht.

Das ist ein Unding, weil somit eine enorme Möglichkeit wegfällt, um erste Erkenntnisse über die tatsächlich wahrgenommene Impfstoffsicherheit zu sammeln. Es gab Seiten mit hunderttausenden Follower, die vom einen auf den anderen Tag gelöscht wurden. Grund: Vorauseilender Gehorsam.

In der Realität sind für Deutschland aber bereits über 1.230 Todesfälle in engem zeitlichen Zusammenhang zur Impfung registriert worden (die 90%ige Dunkelziffer komplett unberücksichtigt gelassen). Und in Europa sind es über 14.000 (wobei hier die 1.230 deutschen Fälle noch nicht einmal addiert wurden, anscheinend lassen sich sogar die deutschen Behörden Zeit mit ihrer Meldung an die EMA).

Ethisch-moralisch und demokratisch-rechtsstaatlich zu urteilen, müssten jetzt aber Maßnahmen folgen. Es ist das Recht aller Bürgerinnen und Bürger und aller Menschen, eine Abklärung darüber zu erhalten, ob und welche Zusammenhänge es gibt.

Könnte es Absicht sein, dass man mit Hilfe des zeitlichen Verlaufs die Masse der Impfschäden dadurch verdunkeln möchte? Denn es ist klar, dass nach Jahren kaum noch feststellbar sein wird, welcher schwer Geschädigte und welcher Tote den entstandenen Schaden ursächlich durch eine Impfung erhalten hat. Das wird niemals leistbar sein. Liegt hier ein Schema vor, das sich bei vergleichbaren Impf- und Medizinskandalen bewährt hat?

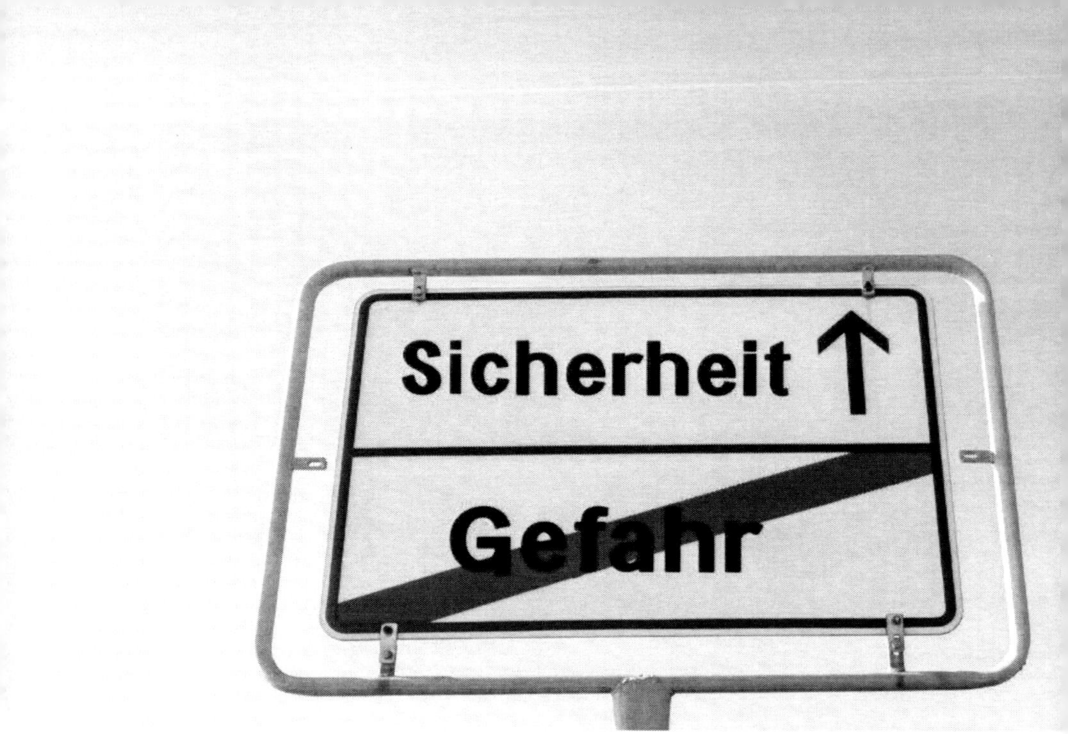

10. Kapitel: Pathologen fordern ein Umdenken

Die wissenschaftliche Aufarbeitung muss vielmehr jetzt beginnen. Die Daten können nur jetzt erhoben werden, um zu schlüssigen Ergebnissen zu kommen. Das schließt ab sofort pathologische Untersuchungen von Verstorbenen unbedingt mit ein.

Der frühere Hamburger Rechtsmediziner Prof. Dr. Klaus Püschel hatte nach vielen Obduktionen zu Beginn von Corona festgestellt, dass alle Toten an zahlreichen

Krankheiten gelitten hätten. Sie wären sowieso bald verstorben. Er stellte die These auf, dass Corona nur Menschen gefährden würde, die ohnehin sehr stark gefährdet wären. Das wollte damals schon kaum jemand wirklich hören.

Schauen Sie sich unbedingt noch mal an, was er im September 2020 zu sagen hatte (Stichwort: Corona ist eine von vielen Viruserkrankungen, wir werden damit leben müssen, …).

Quelle: https://www.youtube.com/watch?v=-9XTOg_rkOE, Stand: 31.10.2021

Aber auch aktuell melden sich vermehrt Pathologen zu Wort, die Obduktionen fordern. Und zwar von Geimpften. So zum Beispiel der Chefpathologe der Uni Heidelberg, Peter Schirmacher. Es müssten auch die Leichname von Menschen, die im zeitlichen Zusammenhang mit einer Impfung sterben, häufiger untersucht werden. Das passiere zurzeit fast gar nicht. Somit wird ein Zusammenhang überhaupt nicht *belegt* oder *wiederlegt* werden können. Es bleibt alles im Dunkeln. Die Toten werden beerdigt und nehmen ihr Geheimnis mit.

Schirmacher ist übrigens seit 2012 Mitglied der Nationalen Akademie der Wissenschaften Leopoldina, er ist also nicht *irgendein* Pathologe.

„In Baden-Württemberg arbeiteten die Pathologen daher mit Staatsanwaltschaften, der Polizei und niedergelassenen Ärzten zusammen“, berichtet Schirmacher. Mehr als 40 Menschen habe man bereits obduziert, die binnen zwei Wochen nach einer Impfung gestorben sind. Schirmacher geht davon aus, dass 30 bis 40 Prozent davon an der Impfung gestorben sind."(Quelle: https://www.aerzteblatt.de/nachrichten/126061/Heidelberger-Pathologe-pocht-auf-mehr-Obduktionen-von-Geimpften, Stand: 28.10.2021)

Dr. Schirmacher spricht also davon, dass 30 bis 40 Prozent tatsächlich an der Impfung verstorben seien. Sollte das stimmen, wäre das Desaster damit untermauert. Die Vermutungen der Impfskeptiker wären zutreffend gewesen. Die Impflinge wären schlicht betrogen worden. Um ihre Gesundheit und um ihre Sicherheit.

Die Verantwortung den Zusammenhängen nun nachzuspüren liegt derzeit beim Paul-Ehrlich-Institut oder warum eigentlich nicht auch bei der Bundesanstalt für Materialforschung und –prüfung?

Ein einfaches Beispiel mag es verdeutlichen. Wir alle gehen wie selbstverständlich davon aus, dass unsere Lebensmittel die wir täglich verzehren geprüft sind. Das geschieht durch Lebensmittelprüfer die von Staats wegen stichprobenartige Kontrollen durchführen und unter dem Mikroskop Lebensmittel genauer analysieren. Sobald ein Stoff in dem Lebensmittel drinnen ist, der da nicht rein gehört, fliegt dieses Lebensmittel vom Markt. Bereits verteilte Chargen müssen zurückgenommen werden. Bereits verkaufte Produkte werden zurückgerufen. Dieses Prozedere ist für uns selbstverständlich und nur deshalb vertrauen wir der Lebensmittelindustrie blind.

Warum sollte dies bei der Verabreichung von Impfstoffen oder bei der Medikamentenherstellung anders sein? Gibt es dafür einen logisch nachvollziehbaren Grund? Wohl kaum. Würden Fremdstoffe (s.o.) in einer Wurst auftauchen, würde niemand mehr diese Wurst kaufen und sie würde vom Markt verschwinden. So muss das auch sein. Wieso reden sich die Leute dann ein, dass dies bei Impfstoffen in Ordnung gehen würde?

Ein kurzer Blick auf die bekannten Inhaltstoffe von Impfstoffen reicht, um zu erkennen, dass ohnehin schon eine Menge Chemie darin steckt, die wir sonst nicht mit spitzen Fingern anfassen würde:

„Der aktive Wirkstoff darin ist demnach nukleosid-modifizierte Boten-RNA (modRNA), die für das virale Spike-Glykoprotein (S) von SARS-CoV-2 kodiert. Dazu kommen Lipide (wer es genau wissen will: ((4-Hydroxybutyl)azandiyl)bis(hexan-6,1-diyl)bis (ALC-3015) (2-Hexyldecanoat), 2-[(Polyethylenglykol)-2000]-N,N-Ditetradecylacetamid (ALC-0159) und 1,2-Distearoyl-snglycero-3-phosphocholin (DPSC), Cholesterin, außerdem Kaliumchlorid, einbasisches Kaliumphosphat, Natriumchlorid und basisches Natriumphosphat-Dihydrat. Das Einzige, was wohl jeder problemlos versteht: Auch Saccharose ist drin, also Zucker."

(Quelle: https://www.businessinsider.de/wissenschaft/gesundheit/4-inhaltsstoffe-daraus-besteht-der-mrna-impfstoff-von-pfizer-und-biontech/, Stand: 15.05.2021)

Trotzdem sind die *Originalrezepturen* geheim und stehen sicherlich unter strengem Verschluss: Firmengeheimnis eben.

Der Laie mag sich nun fragen nach welchen Abläufen Impfstoff-Chargen geprüft und für den Markt zugelassen werden. Nun könnte die Sache wohl auch so sein: Man spricht mal mit den Kollegen in anderen Ländern, welche die Produkte bereits untersucht haben. So kann es also sein, dass eine französische Behörde den Impfstoff bereits legalisiert hat und darauf fußt dann auch die deutsche Entscheidung. Ein Austausch unter Kollegen.

Auch hierbei könnte es sich um einen Skandal handeln, denn wir erwarten als Bürgerin und Bürger, dass unser Staat selber über geeignete Mittel verfügt, eingeführte Medikamente vollständig zu prüfen und zuzulassen oder eben abzulehnen. Außerdem könnte es sein, dass nur wenige Sichtproben durchgeführt werden und möglicherweise auf Mikroskopierung verzichtet wurde. Auch das wäre ein Unding.

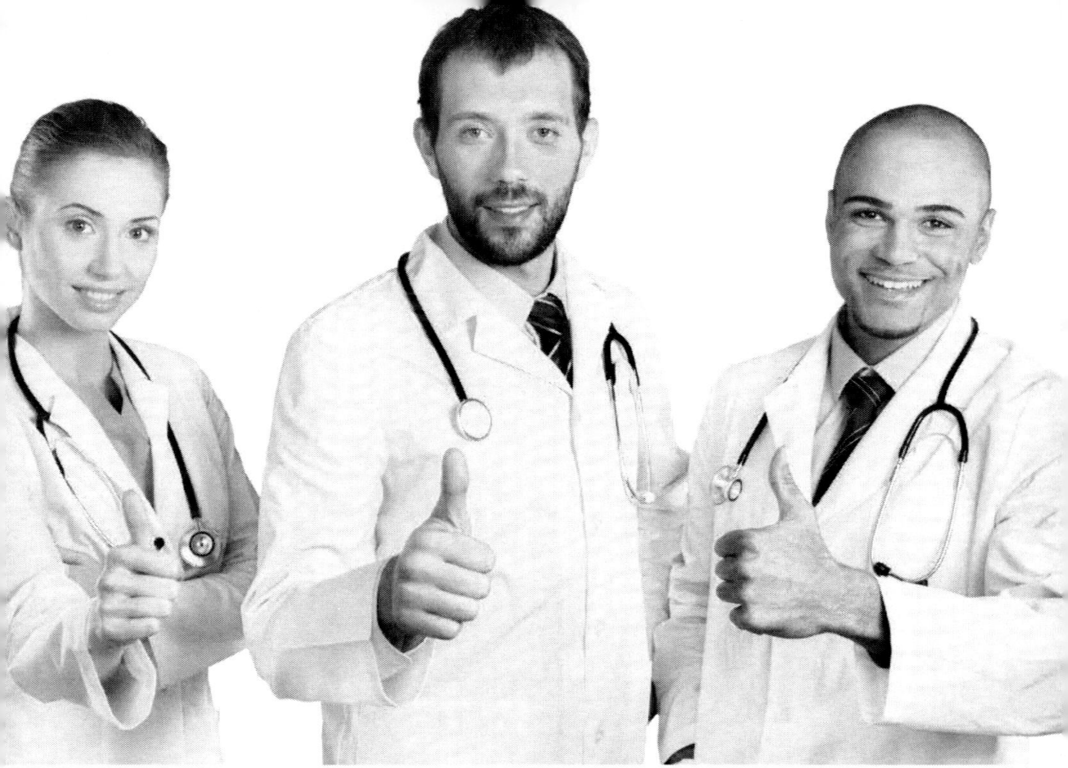

11. Kapitel: Die große Verantwortung der Impfärzte

Wenn wir annehmen, dass es zu übersignifikant vielen Nebenwirkungen und zu Todesfällen gekommen ist, so ändert sich damit auch die Verantwortlichkeit der Ärzte sehr deutlich. War es bisher üblich, dass ein Arzt lediglich die Impfung durchführt und danach den Patienten in aller Regel entlässt, so muss es jetzt Standard sein, dass ein Arzt im Nachgang einem Patienten auch eine umfangreiche Diagnostik und Beobachtung anbietet. Denn der Arzt muss aufgrund des

Nebenwirkungsprofils statistisch damit rechnen, dass mit Komplikationen zu rechnen sein wird. Geschieht dies in der Realität? Sehr selten. Denn solche Angebote bringen dem Arzt kein Geld und wenige Renommee.

Umgekehrt wäre es verantwortungslos, nur die Impfung zu verabreichen und Patienten dann auf Nimmerwiedersehen zu entlassen. So geschieht es derzeit meistens. Zum Beispiel in den großen Impfzentren oder bei anderen Massen-Impfveranstaltungen. An wen muss man sich gleich noch wenden, wenn man danach ein Problem hat? Zum Beispiel noch am selben Abend oder am Morgen danach? *Impfung und tschüss*, heißt bislang die Devise. Und das kostet in der Realität Menschenleben. Das ist Fakt.

Bei anderen Behandlungsmethoden oder Medikamenten, die tief in das körpereigene System eingreifen, ist solch ein Verfahren der Nachsorge gang und gäbe. Nach Operationen, nach einer Chemotherapie oder nach aufwendiger Medikamentengabe müssen Patienten immer zur Wiedervorstellung und werden weiter diagnostiziert. Für eine Impfung müsste ab sofort derselbe Standard gelten, um weitere schwerwiegende Verläufe von Nebenwirkung mit Todesfolge möglichst zu verhindern. Auch das geschieht nicht.

Warum werden solche Standards nicht sofort eingeführt, um die Menschen besser schützen zu können, die sogar impfwillig sind? Ist es etwa die Angst der Verantwortlichen vor der Wahrheit, die sie daran hindert? Es ist psychologisch betrachtet nämlich eine beträchtliche Diskrepanz, einerseits eine Impfung zu verpassen und den Patienten in Sicherheit zu wiegen und andererseits zu erklären, er müsse wiedervorstellig werden, um die Entwicklung der

Nebenwirkungen zu überwachen. Dann stellen auch die Impflinge mehr Fragen und werden unsicher. Die meisten von ihnen würden dann wohl Abstand nehmen und das ist nicht gewollt.

Kann es also sein, dass Menschen vorsätzlich und gegen ihren Nutzen im Unklaren gelassen werden, damit Ärzte besser an dem Impfgeschäft mitverdienen können und damit sich diese nicht unbeliebt machen? Es sieht ganz danach aus.

Der Eid des Hippokrates hat für Ärzte immer noch die Bedeutung eines Ehrenkodexes beziehungsweise einer ethischen Richtlinie. Er ist seit tausenden von Jahren für Ärzte überall auf der Welt bestimmend für ihr Selbstverständnis. Es lohnt sich also der Blick in diese frühe Schrift:

Der hippokratische Eid

„Ich schwöre […], dass ich nach meinem Vermögen und Urteil diesen Eid und diese Vereinbarung erfüllen werde: […] Die Verordnungen werde ich treffen zum Nutzen der Kranken nach meinem Vermögen und Urteil, mich davon fernhalten, Verordnungen zu treffen zu verderblichem Schaden und Unrecht. Ich werde niemandem, auch auf eine Bitte nicht, ein tödlich wirkendes Gift geben und auch keinen Rat dazu erteilen; […] In welches Haus immer ich eintrete, eintreten werde ich zum Nutzen des Kranken, frei von jedem willkürlichen Unrecht und jeder Schädigung […] Wenn ich nun diesen Eid erfülle und nicht breche, so möge mir im Leben und in der Kunst Erfolg beschieden sein, dazu Ruhm unter allen Menschen für alle Zeit; wenn ich ihn übertrete und meineidig werde, dessen Gegenteil."

Die Rechtsanwältin für Medizinrecht Beate Bahner hat kürzlich in ihrem Buch *Corona Impfung, Was Ärzte und Patienten unbedingt wissen sollten* erstmals die Verantwortung der Ärzte herausgestellt. Ihre These: Jeder Arzt kann in Zukunft dafür zur Rechenschaft gezogen werden, wenn er heute fahrlässig oder vorsätzlich Fehler zuungunsten seiner Patienten begeht. Anzunehmen, dass der politische Mainstream sich nachher noch schützend für sie auswirkt, wäre ein Irrtum. Insofern könnte es sein, dass viele Ärzte genauso fälschlicherweise vor den Karren gespannt werden und sich eigentlich zu Fällen der Justiz machen lassen. Es wiegt jedoch schwer, dass sie aufgrund ihrer Ausbildung anscheinend nicht in der Lage sind, von alleine aus dem Kanon auszuscheren.

Doch andererseits gibt es viele Ärzte, die hier mit Beispiel bereits voran gehen und damit die Ehre ihres ganzen Berufsstandes retten.

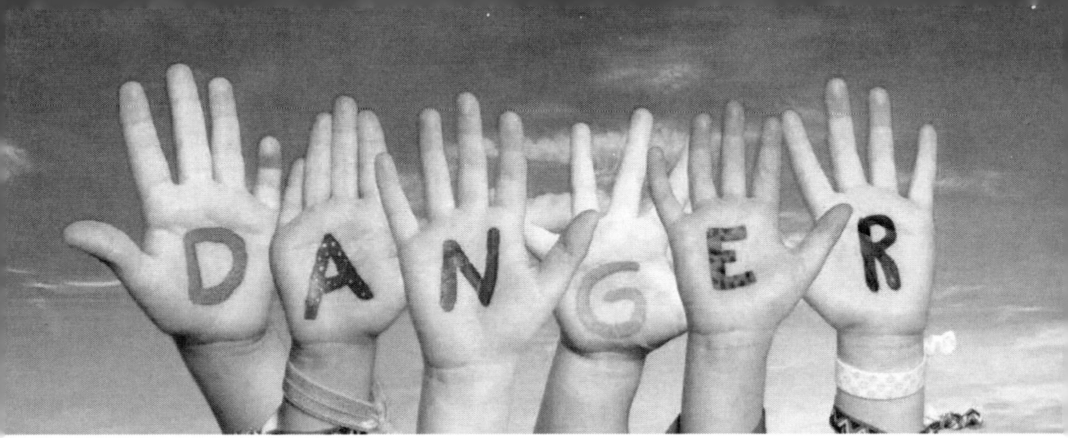

12. Kapitel: Schreckliche Folgen der Kinder-Impfungen

Nun wäre das ganze ja schon schlimm genug, wenn ausschließlich Erwachsene geimpft werden würden mit den entsprechenden Konsequenzen. Jeder Volljährige trägt schließlich selber die Risiken für sein Handeln. In der Realität ist es aber so, dass jetzt zu diesem Zeitpunkt Kinder und Jugendliche geimpft werden und schon bald auch die Kleinsten. Impfstoffversuche (natürlich nur *zur Sicherheit*) an tausenden von Kindern wurden bereits durchgeführt. Hierbei wird dann auch herausgefunden, welche Impfdosis angebracht ist, damit die Nebenwirkungen nicht zu stark ausfallen. Um kein Blatt vor den Mund zu nehmen: Es sind Menschenversuche an kleinen Kindern, die hier stattfinden.

Mich würde wirklich mal interessieren, welche Eltern ihre Kinder für so etwas hergeben. Oder handelt es sich überwiegend um schutzbefohlene Kinder aus den Heimen, also aus staatlicher Obhut? Auch das würde mich nicht überraschen. Ganz sicher findet aber ein Großteil der Versuche in den ärmeren und ärmsten Ländern dieser Welt statt. Weit weg von allzu neugierigen Journalisten und klagewütigen Anwälten.

Denn selbst in Deutschland waren Medikamentenversuche durch Pharmaunternehmen bis in die 70er Jahre hinein in deutschen Kinderheimen gang und gäbe. Dieser Skandal ist erst kürzlich öffentlich geworden. Pharmakonzerne haben an wehrlosen Kindern bisher unerprobte Medikamente getestet, um zu sehen, ob sie wirken oder nicht wirken und welche Nebenwirkung diese haben. In Deutschland ist heutzutage so etwas möglicherweise nicht mehr so einfach möglich, ausgeschlossen ist aber auch das nicht. Wir können nur erahnen, was hinter den verschlossen Türen von Heimen und Einrichtungen wirklich passiert. So wird es also sein, dass aktuell Medikamente und Impfstoffe auf dem Markt sind, die ehemals an Menschen und sogar an Kindern gegen deren Willen oder ohne deren Kenntnis getestet wurden.

Wenn wir uns die Daten in Erinnerung rufen von den merkwürdigen Inhaltsstoffen und vor Augen halten, welche schwere Nebenwirkungen die Impfstoffe bereit bei Erwachsenen erzeugen (ganz offiziell gemäß Beipackzettel) dann ist es ein Verbrechen, dies nun an Kindern und sogar an absolut wehrlosen Kleinkindern auszuprobieren.

Es ist deshalb ein Verbrechen, weil kaum ein Kind jemals durch Corona gefährdet wäre. Nebenwirkungen und angestrebter Nutzen, stehen in keiner gesunden Relation mehr! Kinder vertrauen uns Erwachsenen und können sich nicht im Entferntesten vorstellen, in welche Gefahr sie gebracht werden. Das ist so was von FAKT. Ich könnte platzen. Ich bin selber Vater. Und niemand wird jemals eine solche Giftspritze an mein Kind ansetzen. So wahr mir Gott helfe. Bei diesem Thema hört *der Spaß* für mich wirklich auf. Vielleicht geht es Ihnen ähnlich?

Wie bekannt ist, sind in engem zeitlichen Zusammenhang in den letzten Wochen und Monaten bereits viele Kinder gestorben oder schwer verletzt worden. Allen Ernstes soll das nun ausgedehnt werden auf die Kleinsten und Wehrlosesten. Diese Kinder haben weder die eigene Willenskraft noch die Durchsetzungsfähigkeit und auch nicht die rechtliche Legitimation, um sich einem Eingriff zu widersetzen. Notfalls würden sie demzufolge zwangsgeimpft werden.

Kinder verfügen in fast 100% aller Fälle über ein intaktes Immunsystem, das es ihnen von Natur aus ermöglicht, gegen Virenangriffe unbeschadet zu bleiben und ihre Gesundheit auf natürliche Weise zu behaupten. Das war seit Millionen von Jahren so. Warum soll es ausgerechnet jetzt anders sein? Das Immunsystem des Menschen ist ein so ausgeklügeltes System von Schutzmechanismen, dass es für die Wissenschaft kaum zu verstehen ist. Tagtäglich finden Millionen von Prozessen in jedem menschlichen Körper statt, bei denen es darum geht, Angriffe von Viren, Bakterien und anderen Organismen erfolgreich abzuwehren. Teilweise basiert das Immunsystem aber auch darauf, dass wir sinnvolle Symbiosen eingegangen sind mit anderen Lebensformen, also mit diesen auf sinnvolle Weise zusammenarbeiten.

Das System ist wie gesagt so kompliziert, dass es für die Wissenschaft zum allergrößten Teil unerforscht ist. Bewiesen ist allerdings, dass es funktioniert. Denn wenn das Immunsystem nicht funktionieren würde, würden wir keine Stunde auf dieser Welt überleben können. Die Tatsache, dass die meisten von uns jeden Tag gesund und munter durch diese Welt spazieren, ist Beleg und Beweis genug dafür, dass das von Gott gegebene Immunsystem einen außerordentlich guten Dienst leistet und jedem medizinischen Eingriff per sie bei weitem überlegen ist. Demzufolge ist es ein Irrglaube anzunehmen, dass Impfungen *essentiell* notwendig sind. Es gibt Tausende von ungeimpften Kindern und Menschen, die alle Impfungen ablehnen und dennoch vollständig gesund sind und das ihr ganzes Leben lang. In der Genese des Menschen, also über Jahrmillionen hinweg, gab es keine Impfungen.

Die gesamte Population der Kinder ohne hinreichenden Grund (Unverhältnismäßigkeit) mit kaum erforschten Stoffen zu impfen (Vorsatz, Fahrlässigkeit), das muss man als blanken Wahnsinn bezeichnen. Es fehlt für dieses Vorhaben jegliche wissenschaftliche und juristische Grundlage.

[Einschub:]

Just bei der abschließenden Redigierung des vorliegenden Buches **am 03. November 2021 um 19:11 Uhr** erschien folgende Horrormeldung in den Nachrichten, die mich zu Tränen gerührt hat und die ich Ihnen nicht vorenthalten kann:

„Kind aus Cuxhaven stirbt zwei Tage nach Corona-Impfung“

„Ein zwölfjähriges Kind aus dem Landkreis Cuxhaven ist kurz nach einer Impfung gegen das Coronavirus gestorben. Erste Erkenntnisse deuten darauf hin, dass der Tod mit der Impfung zusammenhängen könnte. [...]Vor einigen Tagen hatte es die zweite Dosis des Impfstoffs von Biontech/Pfizer erhalten. Zwei Tage später sei das Kind plötzlich verstorben.

Wegen des engen zeitlichen Zusammenhangs ordnete das Gesundheitsamt eine Untersuchung an. Experten des Rechtsmedizinischen Instituts am Universitätsklinikum Hamburg-Eppendorf halten es laut vorläufigem Obduktionsprotokoll für wahrscheinlich, dass der Tod auf die Impfung zurückzuführen ist."

(Quelle: https://www.ndr.de/nachrichten/niedersachsen/oldenburg_ostfriesland/Kind-aus-Cuxhaven-stirbt-zwei-Tage-nach-Corona-Impfung,impfung854.html, Stand: 03.11.2021)

Ruhe in Frieden junger Mensch. Unsere Gedanken sind bei dir.

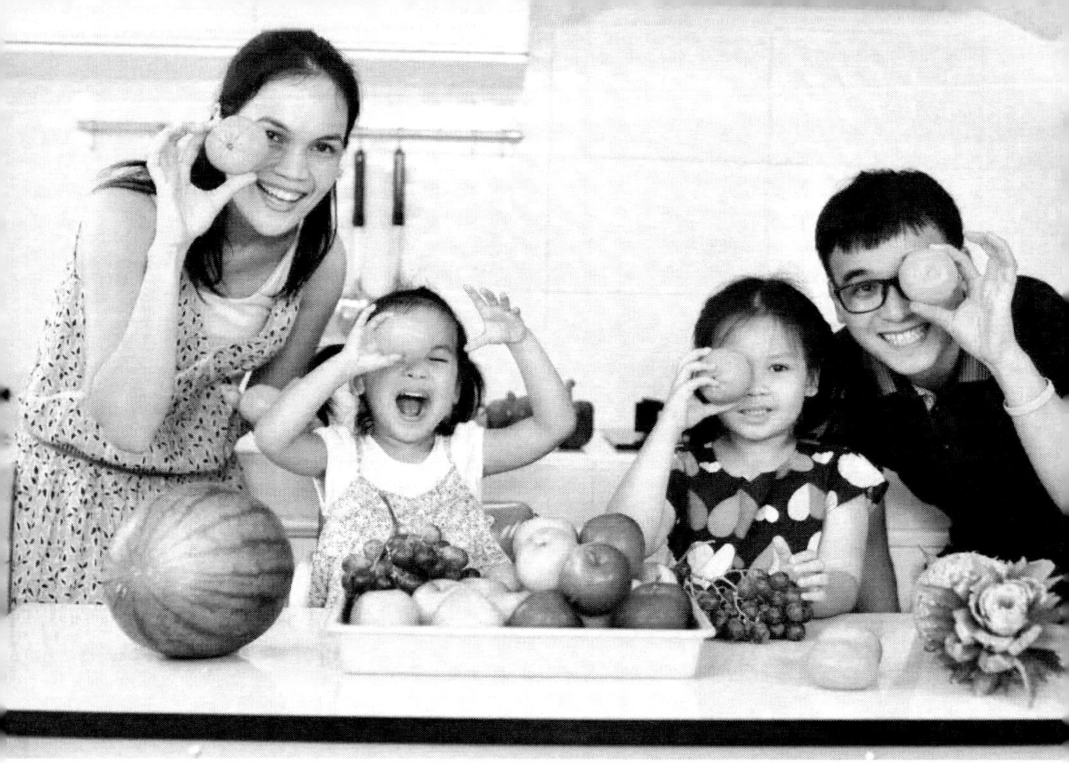

13. Kapitel: „Glaube der Statistik, wenn du sie selber deuten kannst"

Was zu den Zahlen sonst noch zu sagen wäre, lässt sich einfach zusammenfassen: Die Todesrate durch Corona wird mit 0,15% beschrieben. Sie ist damit nicht signifikant hoch, sondern noch als normal anzusehen. Außerdem mehren sich immer weiter Hinweise, dass die Todesrate künstlich nach oben getrieben wurde, indem falsche Zusammenhänge hergestellt wurden zwischen einer

Corona Erkrankung und zwischen dem Tod einer Person. Durch Obduktionen konnte vielfach dargelegt werden, dass verstorbene Personen an einer Vielzahl von Krankheiten und Organproblemen gelitten hatten, die ebenfalls ursächlich gewesen sein könnten für den Tod. Demzufolge ist auch der Sterblichkeitsrate, die immer ausschlaggebend ist für die angenommene Gefahr, nicht mehr zutrauen. Es kann ganz sicher vermutet werden, dass von Corona gar nicht die massive Gefahr ausgeht, die in den meisten Medien vermittelt wird. Corona am Ende also nicht gefährlicher, als eine übliche Grippewelle?

Sie können nämlich umgekehrt sagen: 99,9% aller Menschen auf dieser Erde haben von Corona nichts und nie etwas zu befürchten! Trotzdem sollen alle Menschen geimpft werden (O-Ton Bill Gates und Angela Merkel). Ist das nicht lächerlich? Trotzdem sollen alle Menschen Abstand halten. Ist das nicht verrückt? Trotzdem sollen Reisen weiterhin eingeschränkt bleiben. Ist das nicht Freiheitsberaubung? Man muss schon fragen: Was ist hier eigentlich los? So was gab es früher doch auch nicht. Kein Wunder, dass Verschwörungstheorien nun wuchern. Man muss ernsthaft die Frage stellen, ob da nicht doch mehr dahintersteckt, als bloße Unfähigkeit.

Wenn ich von mir selber berichte, so muss ich feststellen: Ich kenne niemanden in meinem persönlichen Umfeld, der schwerwiegend an Corona erkrankt wäre oder gar daran gestorben wäre. Ganz ehrlich. Vielleicht habe ich auch einfach nur Glück, keine Ahnung. Mir ist persönlich kein Fall aus meiner Verwandtschaft, aus meinem Bekanntenkreis oder aus meiner Nachbarschaft jemals seit 2020 bekannt geworden. Wahrscheinlich bin ich aber vielen begegnet, die

Corona hatten, ohne es selber gewusst zu haben und die völlig ohne Symptome durch die Welt spazierten. Seitdem sind sie vollständig auf natürlich Weise immunisiert, auch ohne es zu wissen. So wird es den meisten gegangen sein. So ist das bei 99,9 % aller Menschen, wenn eine Viruserkrankung dieses Niveaus grassiert.

Bei der derzeit seit achtzehn Monaten herrschenden Hysterie müsste man ja eher vom Gegenteil ausgehen, nämlich dass die Toten sich quasi vor der Haustür und auf den Straßen auftürmen würden. Das war nie so, das ist nicht so und das wird auch nicht kommen.

Bei mir persönlich sieht es so aus: Seit vielen Jahren bin ich frei von Viruskrankheiten jeder Art. Bis zum heutigen Tag. Corona? Hatte ich wahrscheinlich schon. Ohne, dass ich irgendetwas davon mitbekommen hätte. Ich hatte aber auch keine Grippe oder deren Symptome. Ich war nicht mal erkältet. Nicht mal ein Schnupfen, kein Husten. Einfach nichts. In alle den Jahren. Ich bin kerngesund. Ich frage mich trotzdem: Ist gesund sein überhaupt noch *en vogue*, bei all dem, was man täglich so hört und liest?

Ich muss zugeben, ich bin **nicht** geimpft, ich bin dafür jeden Tag an der frischen Luft unterwegs zu Fuß oder mit dem Rad, ich treibe viel Kraft- und Ausdauersport, ich esse vielseitig, reichhaltig und gesund, ich wiege etwas mehr als 100 Kilogramm und könnte jeden Tag Bäume ausreißen. Ich komme jede Nacht auf meine acht Stunden Schlaf und verzichte auf Alkohol, Zigaretten und auf Drogen jeder Art. Ich versuche Stress zu minimieren und arbeite gerne von zu Hause aus. Ein Auto haben wir nicht. Wenn wir irgendwo hin wollen, fährt die gesamte Familie mit dem Fahrrad oder sie läuft. Oft auch zusammen mit den beiden Hunden. Das machen wir im Sommer und im Winter, in der Hitze genauso wie bei Regen, Schnee und Eis.

Liegt es etwa daran, dass Corona & Co. einen ganz, *gaanz* weiten Bogen um uns machen? Das ist nur so eine Vermutung von mir. Jedenfalls bin ich der felsenfesten Überzeugung, dass ein gesundes und intaktes Immunsystem die beste Vorsorge ist **gegen alles**. Das ist meine persönliche Ansicht, jeder darf gerne seine eigene Meinung dazu haben. Jedoch habe ich bei meinen Recherchen festgestellt, dass es sehr viele Leute gibt, die das ganz ähnlich beurteilen und berichten.

Wenn aber die Wahrscheinlichkeit von 99,9 % zutreffend ist, niemals einen Schaden durch Corona davon zu tragen, wozu dann das Ganze? Dann wäre Corona nur *eine* Gefahrenquelle neben dem Straßenverkehr, dem Feinstaub in der Luft oder den Unfällen im Haushalt und vielem mehr. Es werden ja schließlich auch nicht weltweit Autos verboten, nur weil dadurch jährlich Millionen von Menschen sterben. Das wäre unvorstellbar. Ist der gesamte Corona Zirkus also von Anfang an eine Fake-Veranstaltung, eine riesengroße Nullnummer?

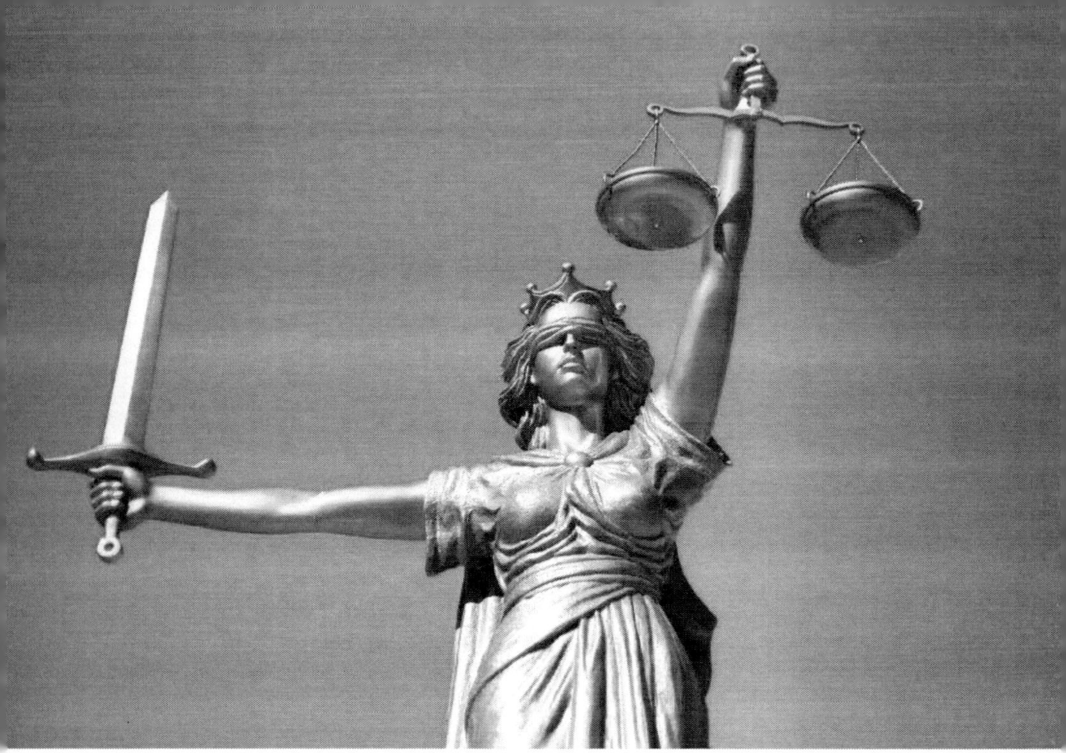

14. Kapitel: Aspekte zur Strafbarkeit bei Impfversagen

Am 28.10.2021 erschien in der Berliner Zeitung ein Artikel mit folgendem Titel:

„Frau stirbt mit 32 an Corona-Impfung: Das sagt ihre Mutter" (Quelle: https://www.berliner-zeitung.de/news/frau-stirbt-mit-32-an-corona-impfung-das-sagt-ihre-mutter-li.188936, Stand: 29.10.2021).

Es geht um den Tod einer jungen Frau, die an der Impfung verstorben ist. Das bestätigten die Obduktionsergebnisse der

Uni-Klinik Münster in Zusammenwirken mit der Staatsanwaltschaft. Letztlich erklärte auch das Paul-Ehrlich-Institut, die Impfung war ursächlich für den Tod. Es ist also Fakt.

Das ereignete sich Anfang März 2021, also vor vielen Monaten. Warum erscheint diese Meldung erst jetzt? Kann es sein, dass die Presse das nicht eher drucken wollte? Man kann hieran auch erkennen, wie wichtig es ist, dass die Presse hierüber berichtet. Man würde sonst nie davon erfahren! Und welche Warnwirkung geht davon auf andere Menschen aus? Wie viele Menschenleben können durch solche Meldungen möglicherweise gerettet werden?

Hinter all den Zahlen von Toten verbergen sich Schicksale echter Menschen wie du und ich. Hier ein Auszug aus dem Artikel:

„Dana Ottmann dachte erst, sie hätte wieder einmal einen Migräneanfall. Doch die Kopfschmerzen waren dieses Mal anders als sonst. Sie waren stärker und heftiger. Sie gingen nicht weg. Die 32 Jahre alte Psychologin aus Herford glaubte zuerst nicht daran, dass die Schmerzen mit der Corona-Impfung zu tun haben. Am 25. Februar ließ sie sich im Impfzentrum Enger bei Herford den Impfstoff von AstraZeneca spritzen. Es war die erste Dosis.

Bereits einen Tag nach der Corona-Impfung konnte die junge Frau wegen der Beschwerden nicht zur Arbeit gehen, sie blieb zu Hause. So schildert es ihre Mutter Petra Ottmann heute rückblickend. Sie hat ihr einziges Kind nach einer Corona-Impfung verloren. „Es ist so schrecklich, man kann das gar nicht ermessen“, sagt die inzwischen pensionierte Lehrerin am Telefon. Ihre Anwältin Erika Leimkühler spricht gegenüber der Berliner Zeitung von einem anerkannten Impfschaden. Die Impfung ist demnach ursächlich für den Tod. Eine Entschädigung wird gezahlt, der Landkreis Herford, der das Impfzentrum betreibt, entschuldigt sich offiziell bei der Mutter."

„Dana […] hat gedacht, dass sie die Kopfschmerzen schnell wieder wegsteckt", so die Mutter. Doch die Schmerzen blieben und blieben, hinzu kam Übelkeit. Am 8. März, so erinnert sich Mutter Petra Ottmann, machte sie noch einen Arzttermin für ihre Tochter aus und besuchte sie am Nachmittag in ihrer Wohnung. Am Folgetag, den 9. März, ging Dana Ottmann nicht mehr ans Telefon. Die Mutter schloss die Wohnungstür der Tochter auf, einen Schlüssel hatte sie für den Notfall: Ihr einziges Kind fand sie im Badezimmer. Ihre Tochter Dana lag tot auf dem kalten Boden. Sie wurde 32 Jahre alt. „Die Totenstarre war schon eingetreten. Es war nichts mehr zu machen", erinnert sich die Mutter."

Offiziell sind 48 Menschen nach einer Impfung bewiesen gestorben. Die Impfung hat also Menschen getötet, war ursächlich. Um dies festzustellen – und das kann man diesem Artikel auch entnehmen – war das Hinzuziehen der Staatsanwaltschaft, der Experten der Universitäten in Münster und Greifswald sowie einer versierten Anwältin nötig. Nur das entschlossene und richtige Verhalten der Mutter trug dazu bei, dass der Zusammenhang überhaupt bemerkt wurde.

Anhand der Zahl 48 können Sie auch erahnen, wie hoch die Wahrscheinlichkeit ist, dass ein Impfschaden durch die Behörden anerkannt wird. Stellt man diese Zahl in Relation zu den erfassten Toten nach Impfung, dann kommt man auf ca. 3,90% vermutete Anerkenntnis-Wahrscheinlichkeit. 96,1% aller Angehörigen stehen bis jetzt vermutlich alleine da. Niemand zahlt ihnen irgendetwas. Niemand entschuldigt sich bei ihnen. Das sollte man im Hinterkopf haben, wenn man das Impfrisiko wirklich bis zu Ende durchdenkt. Wenn offiziell der Eindruck erweckt wird, dass der Staat bei Impfschäden schnell und unbürokratisch aufkommen würde, so ist das gelogen. Von den Menschen wird derzeit Solidarität gefordert. Anscheinend sieht man dies aber von offizieller Seite als Einbahnstraße.

Im Übrigen treffen Sie bei der Frage, wer denn eigentlich bei Impfschäden haftet, auf ein heilloses Chaos von Dementi. Die Hersteller sehen sich nicht in der Pflicht, mitunter wurden sie von der EU von der Haftung befreit (ist das überhaupt legal?). Die Ärzte sehen auch keine Verantwortung bei sich. Bleibt noch der Staat. Auch der möchte handfeste Beweise vorgelegt bekommen. Das heißt: Der Bürger muss den Beweis erbringen, sonst rührt sich gar nichts. Viel Erfolg!

Jetzt wird von Ihnen verlangt, im Rahmen einer Beweislastumkehr Ihrerseits Beweise zu erbringen, dass die Nebenwirkungen maßgeblich mit dem Impfserum in Zusammenhang stehen. Sie müssen dies so gut machen, dass es vor Gericht eine Aussagekraft erreicht, sie müssen also juristischen Anforderungen genügen. Das ist ein sehr hohes Maß, das hier erreicht werden muss und das geht nicht vom heimischen Schreibtisch aus. Hierzu bedarf es der Expertise von Fachleuten, also werden Gutachten von Instituten und Medizinern benötigt. All das erfordert zunächst mal ein sehr hohes Maß an Bereitschaft und Initiative, dies alles koordinieren zu können und es bedarf eines hohen Kostenvorschusses für Auslagen, den nur die allerwenigsten der Betroffenen aufzubringen imstande und bereit sein dürften.

An dieser Stelle dürfte sich dann in 99,9% aller Fälle die Schadensersatzklage bereits erledigt haben. Entweder die Betroffenen haben Glück und erhalten eine gewisse Entschädigung von Amts wegen, oder aber sie werden leer ausgehen, was die meisten Fälle betreffen wird.

Nicht umsonst gibt es ein Strafgesetz nicht nur in Deutschland sondern fast überall auf der Welt. Wir erwarten in diesen Tagen ein geschärftes Maß an Rechtsstaatlichkeit und das Einhalten der diesbezüglichen Strafgesetze. Immer dann, wenn Menschen zu Schaden kommen und vor allen Dingen wenn Menschen versterben, ist es Aufgabe der Staatsanwaltschaften zu hinterfragen, ob möglicherweise ein Fremdverschulden vorliegen könnte. Dies geschieht entweder von Amts wegen oder aber auf Antrag hin, also aufgrund einer Strafanzeige. Wer sich also nicht sicher ist, der sollte Strafanzeige stellen und die Behörden somit hinzuziehen. Auch hier gilt: Wenn die Strafverfolgungsbehörden keine Kenntnis besitzen, dann passiert auch nichts.

Je mehr Menschen sich also an die Strafverfolgungsbehörden wenden, desto eher wird sich hier etwas bewegen. Die aktuelle Situation benötigt dringend ein geeignetes Gegengewicht. Strafverfolger (Staatsanwaltschaften, Strafgerichte, Anwälte, Kriminalpolizei) sind ausnahmslos juristisch geschult und sie setzen andere Schwerpunkte. Sie untersuchen tatsächlich Ursache und Wirkung ohne (in der Regel) durch Vorannahmen gelenkt zu werden.

In diesem Zusammenhang sind dann auch Ärzte in die

Pflicht zu nehmen, welche die Impfungen durchgeführt haben und Patienten beraten haben und nachbehandelt haben. Es sind natürlich die Impfstoffhersteller in der Pflicht und die Mitarbeiterin und Mitarbeiter der einschlägigen Zulassungsbehörden. In einem Strafprozess dienen alle Beteiligten als mögliche Zeugen, letztlich können sie auch zu Beschuldigten werden, wenn ihnen ein Vorsatz nachgewiesen werden kann. Und kein Arzt, kein Arzthelfer und kein medizinisches Personal kann sich zum jetzigen Zeitpunkt davon freimachen, nichts von den Nebenwirkungen oder den Problemen gewusst zu haben.

Es steht jedem Bürger frei, von diesem Instrument Gebrauch zu machen.

Strafverfolgungsbehörden benötigen naturgemäß immer eine gewisse Vorlaufzeit um aktiv zu werden und um die entsprechenden Beweise zutage zu fördern. Das geschieht nicht über Nacht. Doch wenn es soweit ist, dann werden Gerichte Urteile treffen die Bestand haben und Außenwirkung zeigen werden.

Der Anwalt Holger Fischer, welcher Mitglied im sogenannten Corona Ausschuss ist, strebt Klagen vor dem Internationalen Gerichtshof in Den Haag an. Er ruft alle Ärzte europaweit und sogar weltweit dazu auf, Beweise, welche diesen zur Kenntnis gelangt sind, einzureichen und vorzulegen. Das können alle Eindrücke von behandelnden Allgemeinmedizinern oder Medizinern in Krankenhäusern sein, die Kontakt haben zu Impflingen und denen Nebenwirkungen in welcher Form auch immer bekannt geworden sind. Herr Fischer weist außerdem darauf hin, dass ein Unterlassen eine Strafbarkeit nach sich ziehen könnte.

Jeder behandelnde Arzt sei aufgerufen, solche Nebenwirkungen mitteilen. Er nennt dafür folgende E-Mail-Adresse

kontakt@corona-ausschuss.de

Jedermann kann sich dorthin wenden, möglicherweise auch parallel zu den anderen Meldewegen.

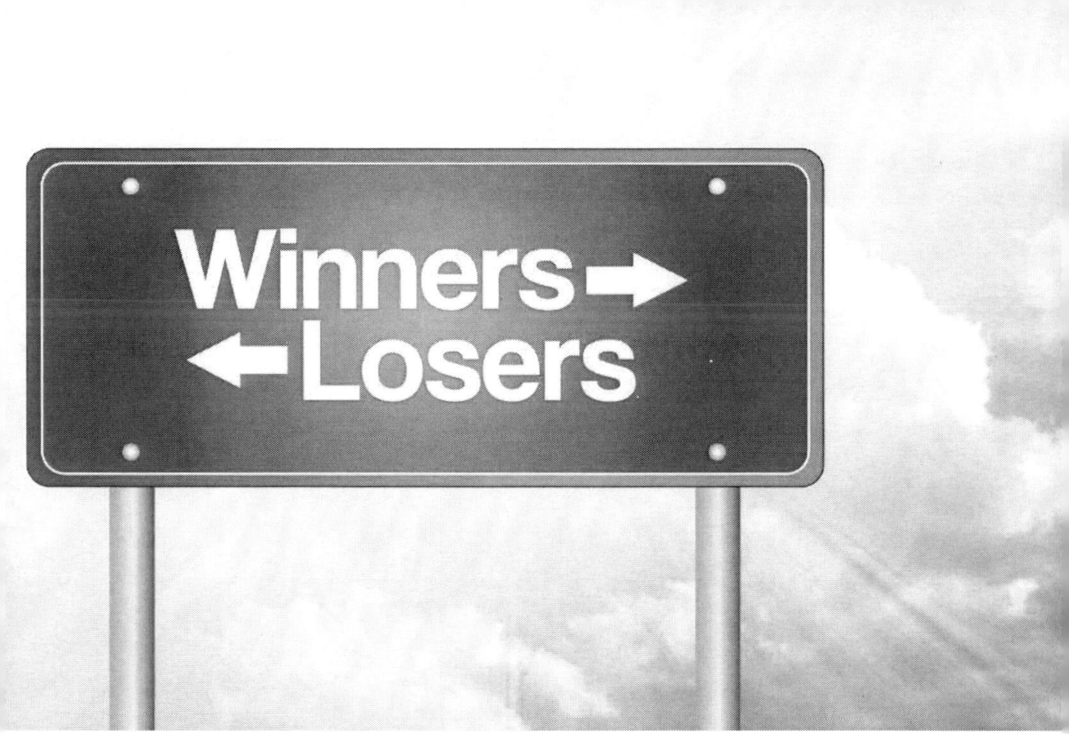

15. Kapitel: Impfweltmeister Israel, (k)ein lohnendes Beispiel?

Das Land Israel wurde als Weltmeister im Impfen gefeiert und erreichte die höchste Durchimpfungsrate innerhalb seiner Bevölkerung. Das Land ist sogar dazu übergegangen, die dritte Impfung zu verabreichen. Man sollte also annehmen, dass sich in Israel Geimpfte kaum noch anstecken können. Weit gefehlt. Aktuelle Studien belegen, dass die Hälfte der Neuansteckungen Israels geimpfte Personen betrifft. Wie kann so etwas sein? Wie kann es sein dass 61% der in Israel derzeit an Corona Erkrankten doppelt geimpft sind? Wie ist sowas von fachlicher Seite zu erklären?

Israel verschärft völlig unverständlicherweise aber seinen Kurs immer weiter und will nun auch die dritte Impfung mit Zwang durchsetzen. Die israelische Regierung plant eine Rückkehr zu den früheren Beschränkungen. Die meisten Menschen hatten sich Lockerungen versprochen, doch nun trifft genau das Gegenteil ein. Anscheinend hat die Regierung Gefallen gefunden an den neuen Prinzipien des Durchregierens.

Israel ist ja auch das Land, in dem Reiserückkehrer mit einem Armband, ähnlich einer Handfessel, ausgestattet werden, wenn sie die zweiwöchige Quarantäne zu Hause anstatt im Hotel verbringen wollen. Bisher kannten wir dieses System als Fußfessel für Sträflinge, die Freigang hatten. Nichts anderes bildet dieses System ab. Ergebnis des elektronischen Armbandes ist eine Totalüberwachung innerhalb von zwei Wochen. Soll auch dass ein Vorbild für Europa sein? Ist es nur eine Frage der Zeit, wann auch europäische Bürger mit elektronischen Arm- oder Fußfesseln ausgestattet werden, um ihre Bewegungen ständig kontrollieren zu können? Natürlich alles im Namen des Schutzes von Menschen.

Ebenfalls wurde ein sogenannter grüner Pass eingeführt. Eine Teilnahme an kulturellen und öffentlichen Veranstaltungen ist demzufolge nur noch den Israelis erlaubt, die an diesem grünen Passexperiment teilnehmen.

Jeder weiß doch, dass elektronischen Bewegungs- und Verhaltensprofile das Ergebnis sein werden. Wir kannten so etwas bisher nur aus dystopischen Science-Fiction-Filmen.

Und das erinnert jetzt nicht mehr *ungefähr* an den Orwellschen Überwachungsstaat, sondern bildet diesen im Grunde genommen eins zu eins in der Realität ab. Es ist doch sehr überraschend, dass es über 70 Jahre nach Erscheinen des Romans *1984* nun in der Realität tatsächlich zu solch flächendeckenden Phänomenen kommt.

Wer zum Beispiel in Israel nicht mitmachen will, der fliegt eben aus dem Chor, aus dem Schwimmverein oder aus dem Sportclub raus. Das betrifft auch (und vor allem) Kinder. Dass ist schon Realität in Israel.

Auch ist es so, dass die israelischen Bürger zu keinem Zeitpunkt demokratisch über diese Maßnahme befragt wurden. Sie wurden förmlich überrollt von den Maßnahmen, die behördlich angeordnet werden und sich teilweise täglich ändern und verschärft werden, ohne dass irgendjemand die Möglichkeit hat, darauf parlamentarisch sinnvoll zu reagieren. Man könnte hierin ein Modell erkennen, das demnächst weltweite Anwendung finden könnte. Das des Durchregierens ohne parlamentarische Hürden und unter Vorwegnahme noch zu erlassender Gesetze.

Das Problem dabei: Wenn sich Menschen an eine solche Kultur gewöhnen, wird es zu spät sein, das Rad der Zeit wieder zurückzudrehen. Freiheit, freie Meinungsäußerung, Bewegungsfreiheit und freie Presse könnten dann auch im Bewusstsein der Menschen als etwas Verbotenes angenommen werden. In solchen Staatsgebilden übernimmt die Regierung dann die Funktion der anderen Gewalten gleich mit, was irgendwann auch zu einem Bewusstseinswandel der Menschen führen würde. Niemand würde mehr einfordern, was er nicht mehr kennt. Umso wichtiger sind also die weltweiten Proteste gegen jede Art von gesetzeswidriger Bevormundung, von Lenkung und von Ideologie.

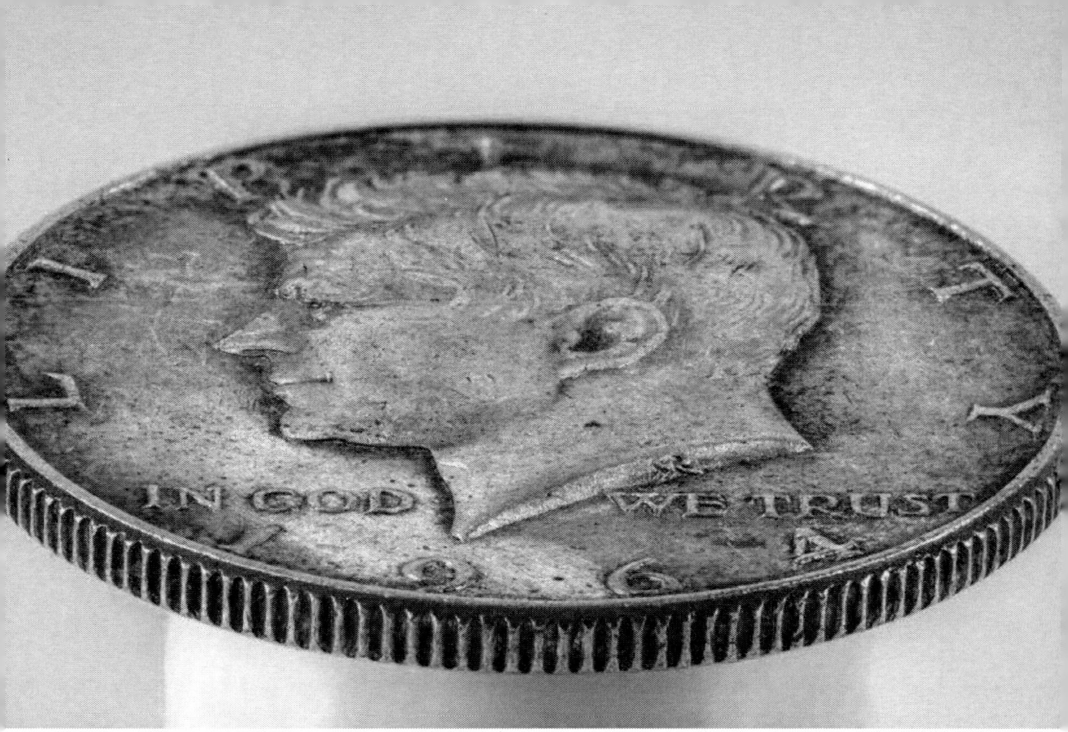

16. Kapitel: Statement von Robert F. Kennedy junior

Er ist ein Neffe des ehemaligen amerikanischen Präsidenten, er ist entschiedener Impfgegner und er hat sich kontrovers in die Debatte eingebracht. Weltweit.

Er warnt in seinen Ansprachen regelmäßig vor den fatalen Nebenwirkungen, aber er spricht auch von der Ungeeignetheit der Stoffe. So sprach er am 26. August 2021 in einem Video davon, dass bewiesen wurde, dass mehrfach

Geimpfte in besonders hohem Maße die Delta Variante weiter verbreiten würden. Geimpfte Personen tragen diesbezüglich ein 250fach erhöhtes Risiko, die Delta Variante weiterzugeben.

Wenn sich Wissenschaftler aus Oxford und anderen Universitäten zusammenschließen, um in einer renommierten medizinischen Fachzeitschrift darüber zu berichten, so wird wohl einiges daran sein.

In der Realität kann das dann so aussehen: Die Bevölkerung der Halbinsel Gibraltar ist nun bereits vollständig geimpft. Also zu 100%. Gibraltars Inzidenz beträgt aber zum Zeitpunkt der Schriftsetzung **600** und ist damit eine der höchsten weltweit. Das ist Fakt. In der Bundespressekonferenz wurde am 03.11.2021 immer noch verkündet: „*Die Impfungen wirken sehr gut und die Impfungen sind sehr sicher*“. Gelächter. Wenn das so wäre, dann wären die Inzidenzen weltweit niedrig und nicht extrem hoch. Auch die Faktenchecker machen einen weiten Bogen um solche Fakten, denn sie können sie nicht widerlegen.

Dieser Fakt deckt sich mit weiteren Beobachtungen weltweit. Nämlich, dass die Zahl der Geimpften in den Intensivstationen überraschend hoch ist. *Krank trotz Impfung*, liest man jetzt immer öfter. Wie kann das sein? Kurzum: Der einzige logische Grund besteht darin, dass die Impfungen nicht wirken oder/und, dass die Impfungen die Sache sogar beschleunigen. Die Warnung der Impfskeptiker, bildet sich nach und nach in der Realität ab.

Kennedy meint, dass Regierungen sich tunlichst herauszuhalten hätten, wer sich impfen lassen solle und wer nicht. Bei solch unklaren Fragen und Risikolagen darf es keine Impfpflicht geben, auch keine indirekte Impfpflicht. Schon der implizite Druck sei rechtswidrig und müsse sofort aufhören.

Im Ergebnis fasst Kennedy zusammen, das gemäß Studienlage die Impfstoffe keine Leben retten würden und dass gemäß der Oxford Studie auch die Weitergabe des Virus nicht verhindert werden würde. Welchen Sinn machen dann die Impfungen bitte schön?

Außerdem verweist Kennedy auf weitere Studien, die ebenfalls in der Fachzeitschrift *The Lancet* veröffentlicht wurden, wonach Kinder weltweit kaum ein Risiko hätten, an Covid ernsthaft zu erkranken, sofern es sich um gesunde Kinder handeln würde. In der Realität sind aber fast 100% aller Kinder als von Natur aus gesund zu betrachten. Die Gefahr für die Kinder durch Impfung ist allerdings sehr hoch. Gemäß Aussage von Kennedy wird es demnächst so sein, dass wir mehr tote Kinder haben werden, die an Impfung verstorben sein werden, als durch Corona zu Schaden gekommen sind. Möglicherweise ist das bereits jetzt schon der Fall...

Auch sei klar geworden, dass die meisten Covid-Opfer ältere Menschen seien, wohingegen die meisten Impfopfer jüngere Menschen sind. Die Impfung tötet und schädigt also vor allen Dingen jüngere Menschen, die von Covid gar nicht betroffen wären.

Kennedys Resümee in seiner Ansprache lautet: Nur ziviler Ungehorsam kann dazu führen, dass dieser Prozess verlangsamt oder aufgehalten wird. Wenn die Dinge einfach so laufen gelassen werden, schreiten sie unaufhaltsam voran. Unter zivilem Ungehorsam wiederum versteht er, dass Dinge nicht einfach kommentarlos hingenommen werden, sondern dass man miteinander ins Gespräch kommen soll und dass man hinterfragen soll. Dass man aufeinander zugehen soll und gemeinsam klärt, ob Verbote und Maßnahmen wirklich sinnvoll sind oder ob sie nicht lieber fallen gelassen werden sollten. Menschen müssten ihre Angst verlieren und sollten wieder miteinander ins Gespräch kommen.

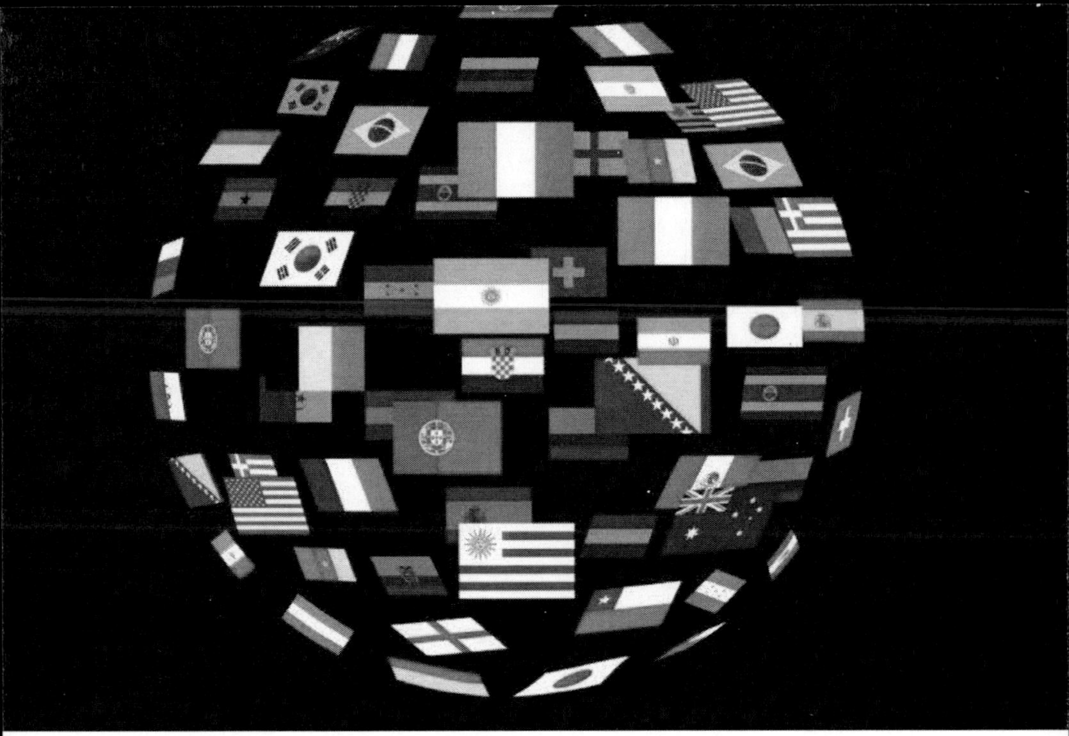

17. Kapitel: Die Lage in anderen Ländern

Eine schwedische Studie besagt, dass dort nach Impfung tausende Menschen verstorben sind. In Israel sei die Zahl der Toten nach den Impfungen drastisch in die Höhe geschnellt. Am 29. März 2021 wurde für Amerika durch die Gesundheitsbehörde CDC folgende Zahl gemeldet: 2509 Todesfälle in zeitlichen Zusammenhang mit einer Covid-19 Impfung. In Chile wurde festgestellt, dass mit dem Anstieg der Impfungsrate auch die Todesrate (totale Zahl aller Toten) in der Bevölkerung signifikant (also überzufällig) angestiegen ist, was einen Zusammenhang sehr deutlich nahelegt. Die Zahl der schwangeren Frauen, die eine Fehlgeburt erlitten hatten, stieg übersignifikant an mit dem Einsetzen der Impfkampagne in Chile. In Großbritannien wurde zum selben Thema gemessen, dass die Zunahme von Abgängen bei Schwangerschaft 366 Prozent betrug. Und dieser Unterschied ist aufgetreten innerhalb von nur sechs Wochen mit Einsetzen der dortigen Covid-19 Impfkampagne. Alles nur Zufälle? Entscheiden Sie selber.

Es gibt weltweit aber auch einige Länder, die per se ausgeschert sind aus dem internationalen Reigen und ihr eigenes Ding machen. Dazu zählen beispielsweise Belarus und Schweden, um nur einige zu nennen.

Vor allen Dingen in amerikanischen Bundesstaaten kommt es jetzt immer öfter vor, dass einzelne Staaten die Aufhebung aller Corona Maßnahmen beschließen und umsetzen. Beispielhaft kann dafür der Staat Texas erwähnt werden. Hier wurden alle Maßnahmen aufgehoben und Menschen können jetzt wieder ganz normal im Stadion Footballspiele anschauen. Das ganze ohne Masken und Abstände.

Die sogenannten *Corona Experten* prognostizierten eine Explosion der Corona Infektionen dort. Doch genau das Gegenteil ist eingetreten. Die Fallzahlen sanken, das Leben pulsiert in Texas wieder ganz normal weiter. In Utah und Florida verhält es sich ähnlich. Auch wehrt sich der texanische Gouverneur gegen die durch den amerikanischen Präsidenten mittlerweile für Staatsbedienstete erlassene Impfpflicht vehement. Er weigert sich für sein Land entsprechende Gesetze umzusetzen. Idaho, Montana und Arizona folgten dem Beispiel von Texas.

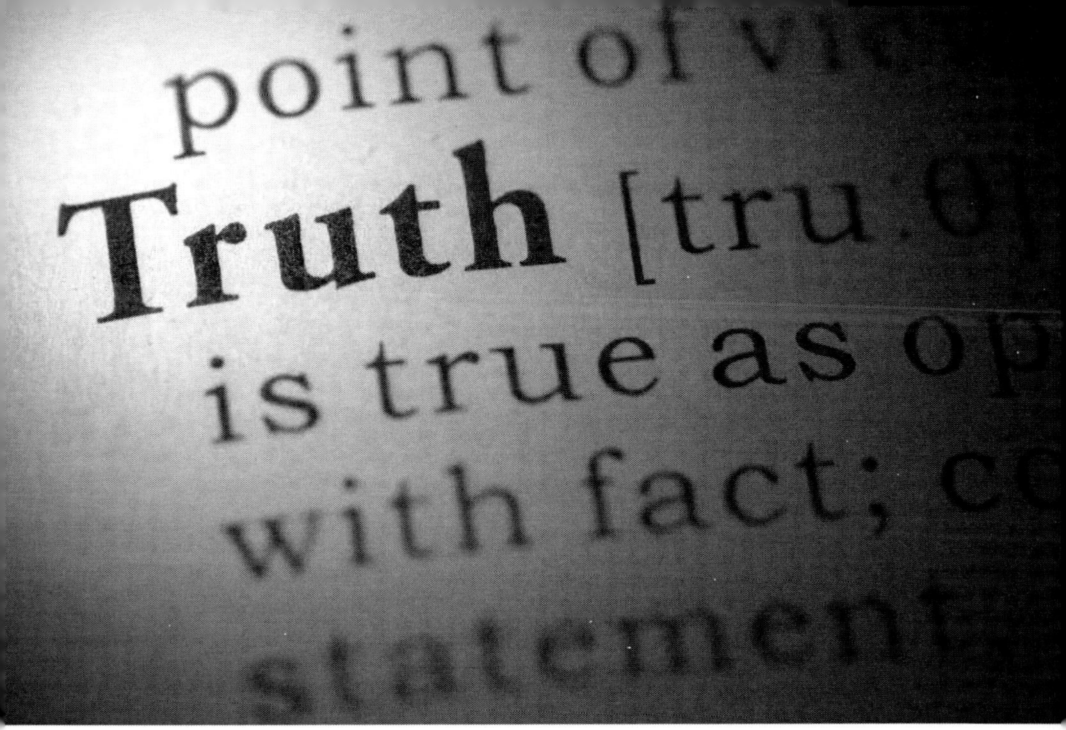

18. Kapitel: Statement von Ex-Pfizer-Vizepräsident Dr. Michael Yeaden

Nun sollte man ja annehmen dass man in den Reihen der Hersteller niemanden finden könnte, der Anti-Impf-Thesen unterstützen würde. Doch weit gefehlt. Auch unter den Entwicklern, Forschern und Firmenangehörigen gibt es Menschen, die sich outen und ganz klar gegen den derzeitigen Impf-Mainstream vorgehen. Da ist zum Beispiel der Ex Vizepräsident und Entwickler von

Pfizer (!) zu nennen, namentlich Dr. Michael Yeaden. Was er zu sagen hat, sollte also dringend Beachtung finden, denn hier spricht ein Mann, der es wissen muss, der auf das engste mit denen zusammengearbeitet hat, die das Zeug jetzt herstellen und unter die Leute bringen.

Zunächst mal ist er der Meinung, dass es keine unabhängige Forschung mehr gibt. Das heißt, dass Forschung immer in Abhängigkeit zu sehen sei zu Geldgebern, die das ganze finanzieren. Diese Geldgeber wiederum haben auch engste Verbindungen zur Politik, so dass man von einem Machtgeflecht ausgehen kann.

Nur am Rande sei erwähnt, dass die *Bill and Melinda Gates Foundation* jährlich Milliarden auch in die Erforschung der Covid-19 Impfstoffe investiert. Es ist doch mit an Sicherheit grenzender Wahrscheinlichkeit davon auszugehen, dass alle die, welche derzeit von diesem reichen Geldsegen profitieren, auch in Zukunft daran teilhaben wollen. Und deshalb werden sie ganz sich alles tun, was den Vorgaben der Geldgeber entspricht. Bill Gates *verschenkt* kein Geld, er *investiert* es.

Michael Yeaden ist ein Befürworter von Medikamenten der ersten Stunde. Er hat nicht nur bei dem Pharmariesen Pfizer in führender Position gearbeitet, er hat auch zahlreiche Startups im Medizin- und Medikamentensektor beraten und gefördert. Weiterhin hat er ein eigenes Medizin Unternehmen aufgebaut und erfolgreich an den Pharmakonzern Novartis veräußert. Der Mann ist also vom Fach und nicht etwa ein Impfgegner.

Nicht in Ordnung und nicht hinnehmbar sei es, wenn nicht ausreichend geprüfte Produkte eine Bedarf-Überdeckung erzeugten, so wie aktuell. Es würde viel zu viel geimpft mit

Stoffen, die viel zu wenig erforscht und geprüft seien, so Yeaden.

Michael Yeaden erklärt auch, wie in Großbritannien beispielsweise Tote als Covid-19 Tote deklariert werden. Das geht wie folgt: Wenn jemand einen positiven Covid-19 Test hatte und innerhalb von 28 Tagen verstorben ist, dann fragt niemand mehr, woran er gestorben ist und dann wird automatisch angenommen, dass er an Covid-19 verstorben sei. Übrigens weist er jeden darauf hin, dass der Covid-19 Test (PCR-Test) im Grunde genommen gar nicht geeignet ist, den Virus festzustellen.

Wir hätten also eine sehr hohe Anzahl von falsch positiven Testergebnissen. Somit erklären sich seiner Meinung nach die hohen Todesraten, die in der Realität gar nicht zutreffend seien. Er spricht in diesem Zusammenhang sogar von „völligem Unsinn".

Auch äußert er sich entschieden zu der Lockdown-Systematik die weltweit angewandt wurde, um das Virus zu verlangsamen. Demnach war es ja so, dass Kontaktvermeidung eine Weiterverbreitung des Virus verhindern sollte. Er sagt dazu, dass es so etwas noch nie gegeben hat und dass das völliger Unsinn sei. Menschen die wirklich krank sind, würden zu Hause bleiben oder sie würden ins Krankenhaus eingeliefert werden oder sie würden sterben. Sie würden aber nicht in der Stadt rumlaufen und andere anstecken. Als Biologe hat er sofort verstanden, dass die Lockdown Maßnahmen blanker Unsinn sind.

Er leitet außerdem her, dass der PCR Test überhaupt nicht geeignet ist, Klarheit darüber zu gewinnen, ob und wie stark Menschen infiziert sind oder nicht infiziert sind und was daraus zu folgern ist. Ihn treibt mittlerweile die große Sorge um, dass hinter all dem ein größerer Plan stecken könnte, nämlich die totale Kontrolle über die menschliche Rasse auszubreiten. Das, was über tausende von Jahren durch Regierungen immer angestrebt worden war, wird mit einem Mal nun möglich. Menschen könnten weltweit besser gesteuert und manipuliert werden. Eben effektiver, als jemals zuvor.

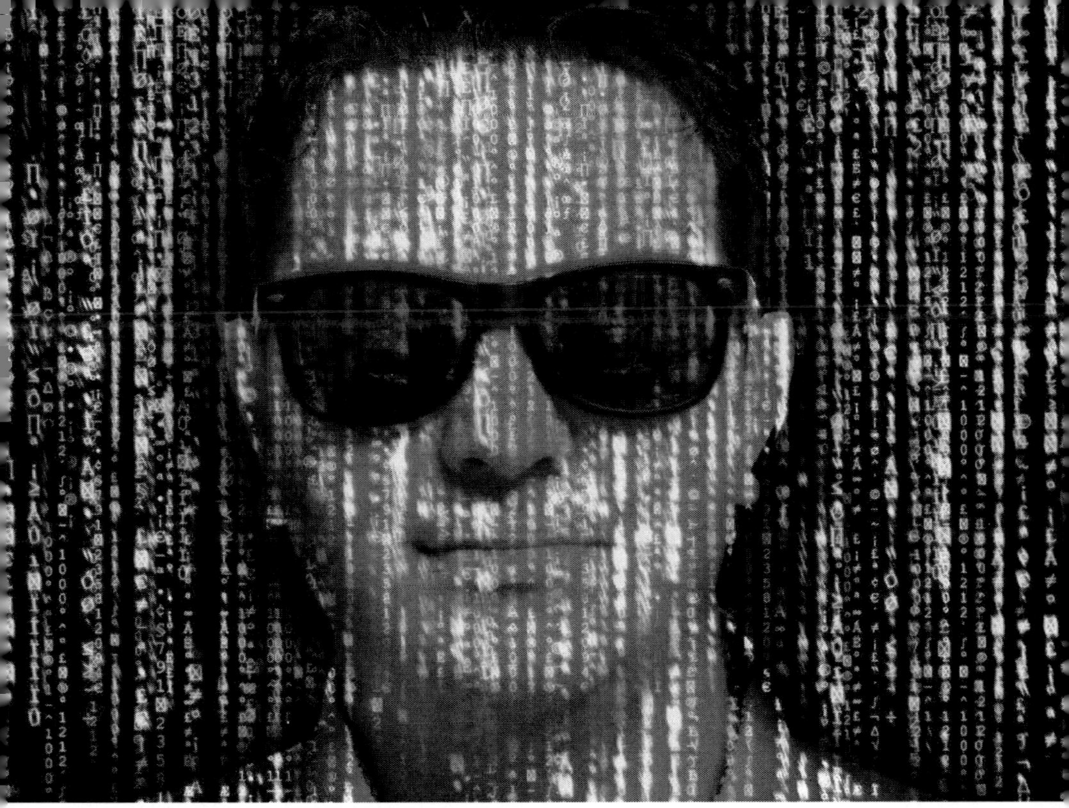

19. Kapitel: Willkommen in der Matrix!

Wieso ist es eigentlich so, dass Menschen so leichtgläubig sind? Wie ist es möglich gewesen, dass innerhalb nur weniger Monate weltweit Menschen an einen Virus glauben, den sie selber kaum wahrnehmen können? Wie war es möglich, weltweite Lockdowns inklusive Ausgangssperren, Bewegungssperren und Näherungsverboten gegenüber ganzen Bevölkerungen durchzusetzen? Wieso hinterfragen nur wenige Menschen trotz offensichtlich zweifelhafter Tatbestände den Entwicklungsstand der Corona Impfstoffe? Wieso folgen so viele auch widerstandslos und schlagen sich sogar bereitwillig auf die Seite derer, die ihnen diese Mittel aufzwingen wollen?

Zweifelsohne liegen hier psychologische und soziologische Effekte vor, die einen viel tieferen Ursprung haben, als uns bewusst ist. Menschen neigen anscheinend regelmäßig dazu, Autoritäten blind zu folgen und die Gruppenmeinung über die eigene Meinung zu stellen, um Ausgrenzung vorzubeugen. Außerdem ist die menschliche Existenzangst ein wichtiger Hebel für alle, die Menschen kontrollieren und manipulieren wollen.

Viele von Ihnen können sich sicherlich an den Film Matrix aus dem Jahre 1999 erinnern. Als ich ihn mir vor kurzem noch einmal anschaute, fiel es mir wie Schuppen von den Augen. Für alle die, welche die Story noch nicht kennen hier noch einmal die Rahmenhandlung:

Ein junger Hacker namens Neo erhält eines Tages über seinen Computer eine geheime Nachricht. Daraufhin passieren merkwürdige Dinge in seiner Umgebung, die mit normalem Menschenverstand nicht zu erklären sind. Nach verschiedenen Etappen kommt er dahinter, dass die reale Welt nur eine Computersimulation ist. Die Realität ist also nicht die wirkliche Realität.

In einer Szene wird auf dramatische Weise dargestellt, wie alle Menschen mit der Matrix, also mit der computersimulierten Realität verbunden sind. Milliarden von Menschen sind in riesigen Farmen gefangen und mittels elektronischer Kabel mit der Matrix verbunden. Diese Elektrokabel führen direkt zum Hirn, wo die Simulationen gespiegelt werden. Gewissermaßen befinden sich also alle in einem Tiefschlaf und alles was sie erleben, ist nur eine vorgespielte Realität, die ihnen über elektrische Impulse injiziert wird.

Im weiteren Verlauf dieser Szene befreit sich der Held von seinem Kabel und flüchtet aus der Anlage. Er schließt sich sodann dem Widerstand an, welcher aus einer Gruppe von ebenfalls Geflüchteten besteht, die sich dem System entgegenstellen.

Erst jetzt in der aktuellen Realität wird klar, wie weitblickend dieser Film menschliche Handlungsmuster und Verhaltensweisen aufgedeckt hat.

Auch in unseren Gesellschaften werden tagtäglich Methoden genutzt, um Bürger zu beeinflussen. Übrigens auch schon lange vor Corona. Nur jetzt funktioniert es eben am besten, denn die Technik ist weit vorangeschritten.

Dies geschieht durch die medialen Inhalte, also mittels Fernsehnachrichten, mittels Zeitungsberichten und neuerdings mittels Internet und Smartphone. Menschen jeden Alters und jeden Geschlechts werden überall damit ständig gefüttert. Ähnlich also wie in der fiktiven Geschichte sind Menschen verbunden mit einem Informationssystem, dass ihnen eine Realität vorgibt, die sie dann übernehmen und als die einzig wahre Realität betrachten.

Durch gemeinsame Schnittmengen aus anderen technologischen Entwicklungen (z.B. Trackingsysteme, Spionagetechnologie/Ausspähung durch Satelliten,

Datensammel-Kraken, Gesichtserkennung, usw.) sind schon jetzt aber noch viel weitergehende Manipulationen und Maßnahmen möglich. Fehlt nur noch jemand, der diese Methoden kontrolliert und der bereit ist, sie einzusetzen.

Hinzu kommt aber noch ein Fakt der nicht gleich offensichtlich ist: Im Film ist es so, dass viele Menschen sich weigern aufzuwachen, obwohl sie die Möglichkeit dazu hätten. Die vorgespielte Realität erscheint für sie erstrebenswerter, als die tatsächliche Welt. Die Hürde, der Versklavung aus eigener Kraft zu entkommen, erscheint Vielen zu groß. Auch dies kann man als Analogie verstehen zu unserer Realität. Viele *wollen* das glauben, was ihnen gesagt wird. Obwohl sie möglicherweise einen Verdacht haben, wollen Sie diesem Verdacht bewusst nicht weiter nachgehen. Weil dieser Verdacht sonst ihre schöne heile Welt zerstören würde.

Die Technologie scheint nun ermöglicht zu haben, was Autokraten aller Länder schon immer erhofft haben: Totale Kontrolle. Dies ist kein Film. Dies ist 2022.

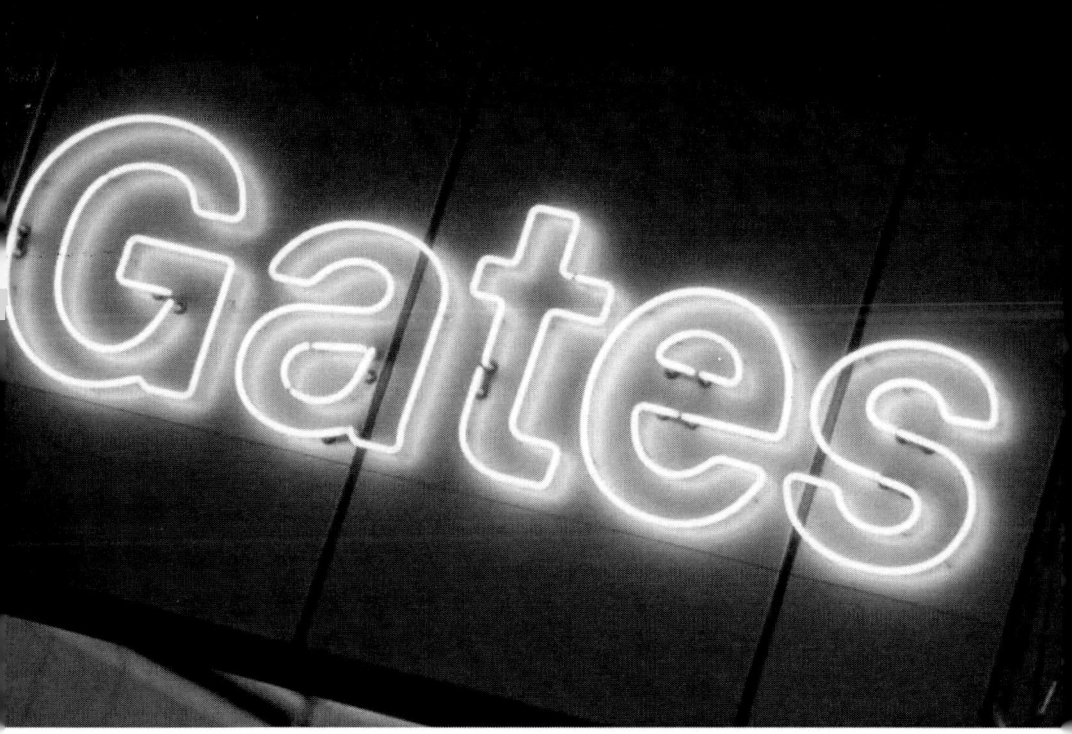

20. Kapitel: Welche Rolle spielt Bill Gates?

Bill Gates ist bekanntlich dadurch reich geworden, dass er die Windows Technologie erfunden hat und mit den Microsoft Produkten eine marktdurchdringende Monopolstellung erzielt hat. PCs wurden über Jahrzehnte ausnahmslos mit bereits vorinstallierten Microsoft-Produkten verkauft. Dadurch hat er den weltweiten Computermarkt abhängig gemacht von seinen Softwareprodukten. Dieses betriebswirtschaftliche Verfahren wurde früher schon stark kritisiert, denn es provoziert geradezu eine Monopolstellung.

Bill Gates jedenfalls ist dadurch in Windeseile der reichste Mann der Welt geworden.

Nun hat ihm diese Entwicklung offensichtlich nicht gereicht und er strebte nach Höherem. Ziel war es nunmehr mit Hilfe der *Bill and Melinda Gates Foundation* zahlreiche Projekte weltweit zu unterstützen. Es handelt sich um Investments in ein breit aufgestelltes Portfolio. Es werden Milliarden von Dollar jährlich in verschiedene Projekte gesteckt, wobei überhaupt nicht klar ist, welche Zielsetzung Gates damit verfolgt. Auch die Corona Impfstoffe wurden maßgeblich durch seine Unterstützungsleistung und durch seinen Einfluss realisiert.

Am 12. April 2020 gab Gates ein Fernsehinterview, worin er einige seiner Ideen kundtat (Quelle: https://www.kla.tv/Impfen/16927, Stand: 29.10.2021). Zum einen äußerte er, dass es sein Ziel sei, dass die gesamte Weltbevölkerung gegen Corona geimpft werden solle und das so schnell wie möglich. Zum anderen gab er zu, dass er persönlich in diesem Zusammenhang mit bis zu 700.000 Impfgeschädigten rechnen würde!

Er selber geht also von einer Quote von 8.000.000.000 zu 700.000 aus, gekürzt also 11.429 zu 1. Übersetzt heißt das: Einer von 11.429 Impflingen im Schnitt würde auch nach Gates Ansicht einen Impfschaden erleiden. Diese Quote deckt sich auch mit der bisherigen Erfahrung in der Realität, welche allerdings dem Großteil der Bevölkerung gar nicht bekannt und bewusst sein dürfte. In den Medien heißt es immer nur: Das Risiko ist sehr gering. - Stimmt also gar nicht! Auch Gates sieht das so. Die Spannweite, was eine Nebenwirkung dabei sein kann, ist sehr breit. Angefangen von leichten Kopfschmerzen und Schwindel bis hin zum Tod ist alles dabei.

Bill Gates, ein Charakter der wohl mit allen Wassern gewaschen ist. Vielleicht ist er ein Genie, das viel Größeres plant, als wir erahnen können. Mit Microsoft hat er ganz sicher die Lebenswirklichkeit von allen Erdenbürgern nachhaltig verändert und eine Technologie vorangetrieben, die unseren Alltag bestimmt. Vor Microsoft war solch eine Entwicklung nicht absehbar.

Vor einigen Jahren wundert man sich noch, wieso Bill Gates jetzt ausgerechnet ein *Gutmensch* geworden ist und sich anscheinend nur noch für humanitäre Zwecke interessiert. Doch jetzt gehen uns viele Lichter auf. Bill Gates ist immer noch einer der reichsten Männer der Welt. Derzeit dürfte er wohl Platz 4 belegen. Und die Milliarden, die er in Zukunftstechnologien jeder Art steckt, sehen nach jetzigem Sachstand eher nach Investitionen aus, als nach humanitärer Hilfe. Hier geht es um die Erschaffung neuer Kernkraftwerke, um das Erschließen von Agrarland, um Impfstoffherstellung, um Medizintechnologie und vieles, vieles mehr. Die Homepage der Bill and Melinda Gates Foundation gibt hierrüber Auskunft.

Wenn man ihm im Interview genau zuhört, dann merkt man, dass es sich um Investments handelt. Da er ganz sicher in erster Linie ein genialer Geschäftsmann ist, können wir davon ausgehen, dass er sich zu gegebener Zeit Rendite erhofft und das Geld nicht einfach so raushaut. Und diese Rendite würde spektakulär hoch ausfallen bei der Reichweite, die er mit seinen Investments tätigt.

Kann es sein, dass die *Wir-retten-die-Welt-Story* nur dazu gedient haben könnte, bessere Kontakte in die Parlamente und Regierungen zu knüpfen, mithin von dort sogar noch Fördergelder einzustreichen? Das über viel Jahre hinweg? Wäre er als Konzern aufgetreten, wäre das wohl kaum möglich gewesen. Mein Credo dazu: Unterschätze niemals ein Computer-Genie. Will Bill Gates also die ganze Welt *hacken*?

Im ARD Interview bei Maischberger wurde er gefragt, ob er sich wegen dieser ganzen technischen Revolutionen auch manchmal Sorgen machen würde. Hierauf fand er die Antwort, dass die sozialen Netzwerke auch eine negative Seite hätten, wie zum Beispiel

***das schnelle Verbreiten von Verschwörungstheorien*, so Gates.**

In diesem Zusammenhang stellt er allen Ernstes vor laufender Kamera Holocaustleugner und Angriffe auf die Impfstoffe **auf eine Ebene** und bezeichnete beides als **verrückte Ideen**. Sie können sich dies selber anschauen auf YouTube im entsprechenden Video, bei 40 Minuten und 35 Sekunden.

(Quelle:
https://www.youtube.com/watch?v=q3QAcQNSVTg,
Stand: 29.10.2021)

Zunächst mal ist eine solche Gleichsetzung komplett absurd und verrät dass Bill Gates entweder den Holocaust nicht verstanden hat oder dass er vorsätzlich eine üble Meinungsmache betreibt.

Bill Gates ist außerdem der größte private Spender der WHO, also der World Health Organization. Man möchte annehmen, dass mit großen Spenden auch großer Einfluss verbunden sein dürfte, wenn nicht offiziell dann auf jeden

Fall inoffiziell. Bill Gates ist gemäß eigener Aussage auch eng verknüpft mit der weltweiten Politik, also mit Regierungen überall auf diesem Planeten, sowie mit regierungsnahen Organisationen und mit Ämtern und Behörden.

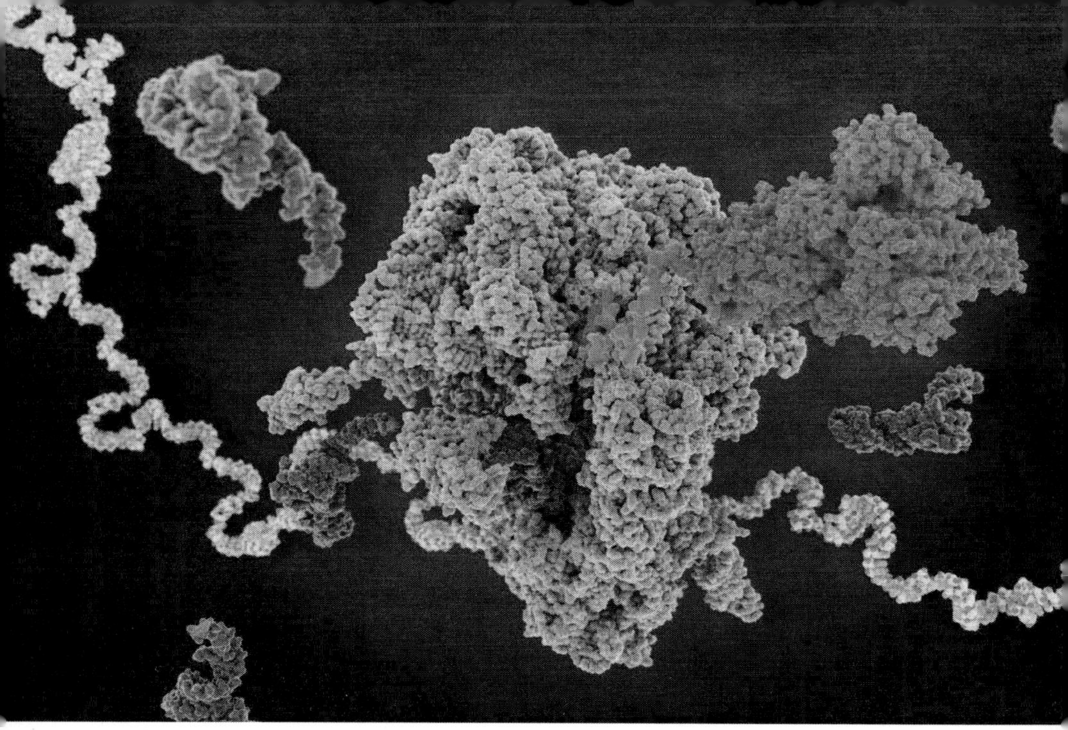

21. Kapitel: Fachleute warnen vor mRNA, doch wer hört zu?

Die neuartigen mRNA Impfstoffe gehen eine Verbindung mit der menschlichen DNA ein, so der Arzt Dr.med. Wolfgang Wodarg. Er ist Facharzt, er war Leiter eines Gesundheitsamtes und er war Mitglied des Deutschen Bundestages. Er sieht von den gentechnisch verändernden Impfstoffen eine große Gefahr ausgehen. Wenn wir uns aufregen über tierische und pflanzliche gentechnisch veränderte Lebensmittel, so Wodarg weiter, dann sollten wir jetzt erst recht vorsichtig sein, wenn diese gentechnisch manipulierenden Stoffe in den menschlichen Körper injiziert werden.

Das sind Genexperimente am Menschen. So etwas wurde bisher noch nie getestet. „*Gut*“, dass man es gleich an allen ausprobiert. Wir werden aber irgendwann erfahren, wie gut das wirklich war. So viel ist sicher.

Auch andere Experten wie der deutsche Prof. Dr. Stefan Hockertz, ein anerkannter Toxikologe, warnt davor, dass mRNA Impfstoffe eine gentechnische Manipulation des menschlichen Erbgutes vornehmen würden. Das wiederum würde möglicherweise dazu führen, dass das menschliche Erbgut sich auf Dauer auch weitervererben würde. Hierbei handelt es sich um eine Technologie, die überhaupt nicht erforscht sei. Man wisse nichts über die Langzeitauswirkungen.

Es handelt sich um experimentelle Medizin, deren Folgen überhaupt nicht absehbar sind. Das ist in etwa so, als wenn sie sich in die erste Version eines Weltraum Shuttles setzen würden, welches auf dem Reißbrett entworfen wurde und innerhalb von Monaten gebaut wurde. Und schon sitzen Sie drinnen und sollen damit losfliegen. Hätten Sie da ein gutes Gefühl? Wohl kaum. Bei einem Raketenstart gibt es keine zweite Chance. Ist es beim Impfen anders? Nein. Ein einmal injizierter Wirkstoff wirkt sich mitunter ein ganzes Leben lang aus. Er ist ja nicht mehr hinauszubekommen. Wie soll das gehen?

Drum prüfe, wer sich ewig bindet.

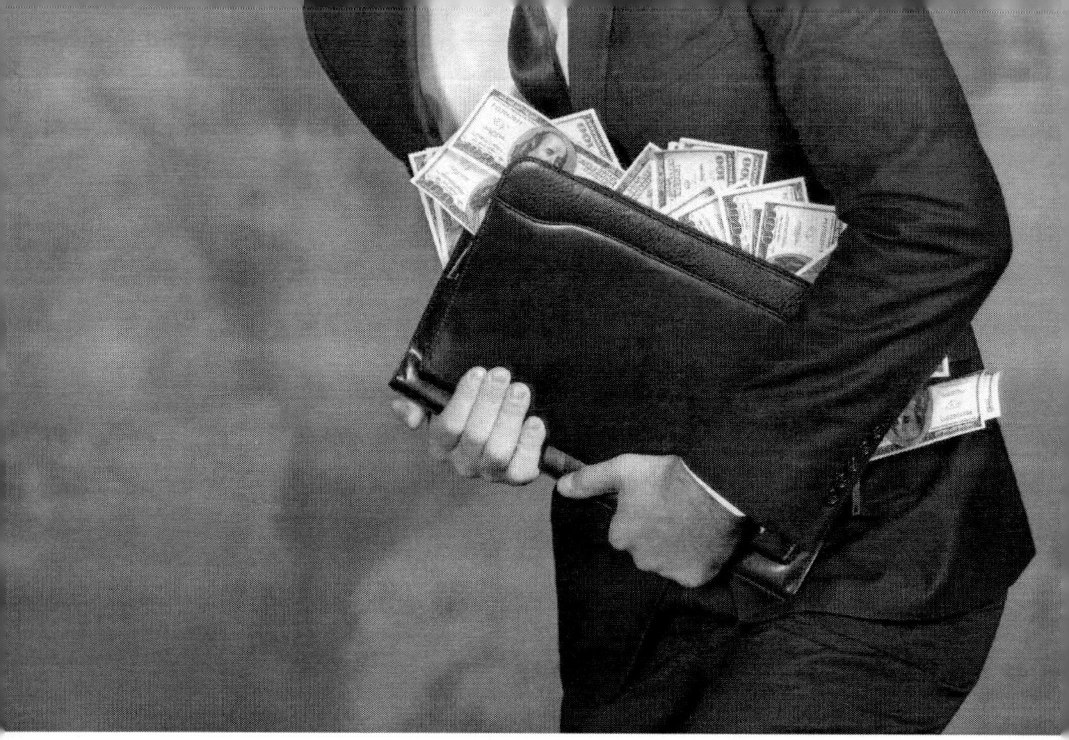

22. Kapitel: Verflechtungen zwischen Drosten und der Wirtschaft

Christian Drosten ist derzeit der wichtigste Berater der deutschen Regierung. Und er spielt auch auf der internationalen Bühne eine entscheidende Rolle. Die Entwicklung und Innovation des PCR-Tests geht auch auf ihn zurück. Dieser Test ist von der WHO anerkannt und wird weltweit zum Einsatz gebracht.

Christian Drosten ist keine unumstrittene Person. Es gab

Fraglichkeiten bezüglich seiner Doktorarbeit. Jedenfalls waren bis 2020 keine Exemplare in der Deutschen Nationalbibliothek auffindbar gewesen. Alle Publikationen müssen dort aber in zweifacher Ausfertigung abgeliefert werden. Direkt nach Erscheinen. Die Uni Frankfurt ist der Auffassung, dass dies keine Pflicht sei. Die Deutsche Nationalbibliothek hingegen schon. (Quelle: Deutsche Nationalbibliothek https://www.dnb.de/DE/Professionell/Sammeln/_content/dissertationen_akk.html, Stand: 29.10.2021).

Auch die Kontakte zu Olfert Landt, dem Chef der Firma TIB Molbiol, welche Millionen von PCR-Tests herstellte und daran sicherlich stattlich verdiente, ist zunächst auffällig. Lesen Sie dazu auch gerne unter folgender Quelle eine komplette Aufarbeitung der Verknüpfung der beiden Herren: https://www.rubikon.news/artikel/das-corona-traumpaar, Stand: 29.10.2021. Außerdem stellt sich die Frage, wie Drosten zu seinem Professortitel gekommen ist. Auch hierzu gibt es derzeit einige Fragen, die ebenfalls in dem benannten Artikel aufgearbeitet werden.

Es sieht ganz danach aus, dass Drosten einerseits seit knapp zwanzig Jahren Schreckensszenarien von Virusangriffen (SARS, Vogelgrippe, Schweinegrippe) verbreitet, wohingegen Landt sofort den passenden Test bereithält, um die Gefahr zu bannen. Schon merkwürdig dieses Zusammenspiel. Auch das verwendete Panik-Wording in der Presse und in der Öffentlichkeit ist fast deckungsgleich (*schlimmster Virus, tödlich, große Gefahr, enorme Bedrohung* und so weiter).

Auch die diesbezügliche Forschungstätigkeit wird zufälligerweise abermals durch die Bill and Melinda Gates

Foundation unterstützt.

Es sind immer wieder dieselben Protagonisten, deren Wege sich kreuzen.

Im September 2021 dann die Meldung: Landts Firma wurde verkauft an den Roche Konzern. Über den Preis spricht man nicht. Wir können erahnen, es ging um *seeehr* viel Geld.

Da ich im Verkauf geschult bin, kann ich Ihnen sagen, dass es zwei bewährte Strategien gibt, um Menschen zu bewegen, etwas zu tun/zu kaufen: Du appellierst an ihre Ziele und Wünsche oder du appellierst an ihre Ängste. Letzteres gilt als die stärkere Motivation.

Kennen Sie das nicht auch? Sie werden vom Versicherungsmann beraten und dieser zählt ihnen ihre ganzen Risiken auf und beschreibt, was ihnen alles zustoßen könnte. Er hat aber die Lösung schon parat. Sie müssen nur noch unterschreiben. Kommt ihnen das bekannt vor im aktuellen Kontext? *Das Virus ist tödlich! Einziger Ausweg Testen und Impfen. Sie müssen das tun, sonst tragen sie selber die Konsequenzen.* Das sind alles altbewährte Verkaufsphrasen. 1. Angst machen 2. Die Lösung präsentieren. So einfach. Und die Leute fallen darauf rein. Immer und immer wieder.

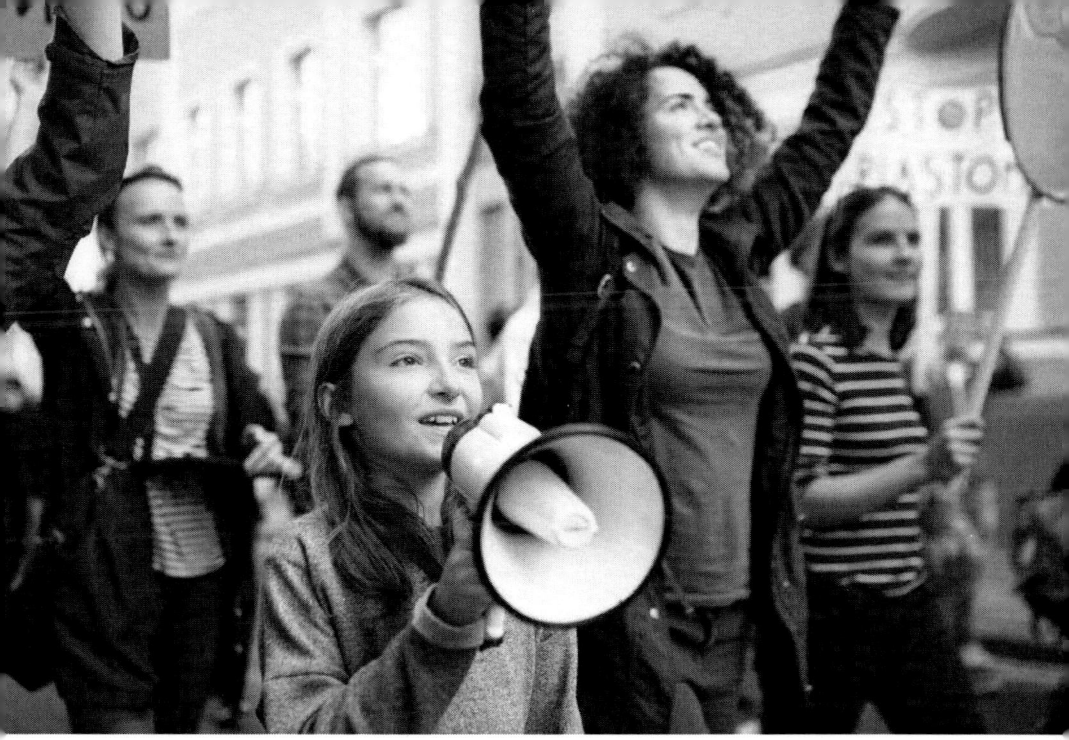

23. Kapitel: In vielen Ländern gibt es Widerstand. Beispiel: Die Schweiz

Anfang Oktober gab es in der Schweiz einen medienwirksamen Protest von hunderten von Ärzten und Pflegepersonal. Dieses Personal besteht sicherlich nicht aus Corona Leugnern oder irgendwelchen Blendern. Die Leute wissen, von was sie reden, denn sie stehen jeden Tag an der medizinischen *Front* in erster Linie. Es handelt sich um medizinisch bewährtes Fachpersonal *aus dem Einsatz.* Meiner Meinung nach haben deren Wort und Meinung deshalb ein sehr hohes Gewicht. Auch hierüber erfährt man in den Leitmedien so gut wie nichts. Man muss schon ein bisschen Geduld haben und danach suchen, um solche Informationen im Internet zu finden und zur Kenntnis nehmen zu können. Solche Proteste kommen nun in der Schweiz anscheinend regelmäßig vor.

Das Netzwerk *Aletheia - Medizin und Wissenschaft für Verhältnismäßigkeit* wurde in der Schweiz gegründet und besteht aus hunderten von namhaften Ärzten die sich weigern, Menschen experimentelle Impfstoffe gegen Covid-19 zu verabreichen. Wir sollten alle aufhorchen, wenn in einem Land wie der Schweiz – das weltweit für Qualität besonderer Güte steht – gut ausgebildete, exzellente Ärzte sich zu solch einer Maßnahme verpflichten. Wir dürfen davon ausgehen, dass sie sich das reiflich überlegt haben und sehr überzeugt sind von dem was sie da tun und nicht etwa zufällig dort gelandet sind. Diese Leute würden nicht einfach ihr Renommee aufs Spiel setzen, wenn sie nicht allen Grund dafür hätten, so zu handeln. Man muss diese Menschen als sehr mutig bezeichnen und als Vorbilder. Denn sie scheuen nicht davor zurück, auf ihre Worte auch Taten folgen zu lassen.

Dem Netzwerkverbund gehören außerdem Krankenschwestern, Pfleger, Ingenieure, Lehrer und Unternehmer an. Insgesamt sind es 3200 Personen aller Berufe.

Diese Menschen sprechen sich gegen eine Impfung von Menschen, aber insbesondere von Kindern aus, weil die Impfstoffe experimentell seien und weil Kinder so gut wie nie an den Folgen von Corona leiden würden. Entsprechend anderslautende Informationen seien reine Fehlinformationen, gerichtet an die ahnungslose Bevölkerung. Sie hätten mit der Realität nichts zu tun.

Dagegen zitierten die Ärzte aber aus der EMA Datenbank, dass 29 Kinder in Europa kürzlich aufgrund der Vergabe des Impfstoffes verstorben seien und 146 weitere Kinder in Lebensgefahr schwebten. Und 3400 weitere Kinder hätten schwere Nebenwirkungen erlitten, wie Hirnschläge, Herzmuskelentzündungen oder Thrombosen.

In der Schweiz seien 2601 schwere Nebenwirkungen, sowie 145 Todesfälle insgesamt erfasst worden. Die Dunkelziffer hierbei ausgenommen. Der Aletheia-Mitbegründer Urs Guthauser (Chirurg und Sportmediziner) sagte zum Thema Dunkelziffer folgendes:

"Man weiß, dass nur ein bis drei Prozent

der Nebenwirkungen gemeldet werden,

die Dunkelziffer ist also riesig.

Der Aufwand einer Meldung ist für einen Arzt groß."

Er erinnert auch daran, dass die Studien zu den Stoffen im

Moment sogar noch laufen und erst 2022 abgeschlossen sein würden. Es ist also nicht erfunden, sondern Realität, dass es sich um experimentelle Impfstoffe handelt, welche die Erprobungsphase noch gar nicht voll durchlaufen haben. Normalerweise würde man so etwas schwer erkrankten Patienten geben, deren einzige Chance darin besteht, riskanten Impfstoff zu erhalten. Stattdessen bekommen nun **Kerngesunde** (Frauen und Männer, Kinder und Jugendliche) das Zeug verpasst. Was für ein Irrsinn!

Mittels öffentlich sichtbaren Plakatierungen wirbt das Netzwerk gegen Impfung und empfiehlt vor allem den jungen Menschen, sich davon zu distanzieren. So viel Mut und so viel Direktheit sollte uns allen ein Vorbild sein.

Zur Wirksamkeit und (*Nicht-*)Sicherheit der Covid Impfungen gibt es auch anderweitig erhellende Daten. So wird aus seriöser Quelle berichtet, dass jeder dritte Covid Tote in den letzten Wochen vollständig durchgeimpft war. Sachstand 16. Oktober 2021.

Das RKI gibt innerhalb seines Wochenberichts für die Wochen 13. September bis 10. Oktober an, dass es einen weitaus höheren Anteil an sogenannten Impfdurchbrüchen gibt und dass das Ende dieser Entwicklung noch gar nicht erreicht sei. Tatsächlich beträgt der Anteil der im Krankenhaus behandelten Corona erkranken 27% geimpfte Personen. Das ist nahezu ein Drittel. Wieso kommuniziert dies (fast) keine Zeitung auf ihrer Titelseite? Es wäre doch für die Allgemeinheit wichtig, dies zu wissen.

Erklärung der Faktenchecker: *Daran sei eben die Statistik schuld.* Da ja immer mehr Menschen geimpft seien, würde auch die Zahl der Impfdurchbrüche ansteigen. Kompletter

Unsinn, setzen sechs, kann ich da nur sagen. War es nicht das Ziel, in erster Linie die Intensivstationen leer zu bekommen? War das nicht immer wieder die offizielle Argumentation gewesen? Und jetzt, wo sich diese Betten mit Geimpften füllen, heißt es, das wäre zu erwarten gewesen. Lüge!

Wenn man die aktuelle Impfquote mit der Zahl der Intensivpatienten vergleicht (Geimpfte vs. Ungeimpfte), dann kommt man mit Hilfe der Statistik schnell zu einem anderen Ergebnis: Die Impfungen sind statistisch betrachtet ohne Effekt! Andernfalls dürften wir nur ein Prozent Geimpfte in den Krankenhäusern vorfinden. Das Phänomen *Impfdurchbruch* kommt aber derart gehäuft vor, dass eine Signifikanz zuungunsten der Impfwirksamkeit vorliegt, gemessen an der Gesamtpopulation. Es sind keine statistischen Zufallsergebnisse. Die Häufung zeigt ein überzufälliges System auf.

Ganz offenbar ignoriert das Bundesministerium für Gesundheit (BMG) auch die aktuellen Zahlen des RKI. Stellt das RKI ganz klar heraus, dass es eine sehr hohe Anzahl geimpfte Covid-19 Patienten gibt, präsentiert das BMG in den sozialen Medien ganz andere Darstellungen, wonach Geimpfte dort gar nicht auftauchen würden. Das ist unwahr. Es ist Fake!

Das BMG wird durch Steuergelder hart arbeitender Bürger finanziert. Deren Werbekampagnen zur Wirksamkeit der Impfung kosten Millionen. Demzufolge würden Impfstoffe den einzig funktionierenden Schutz bieten, was nachweislich jetzt durch die RKI Zahlen widerlegt wurde.

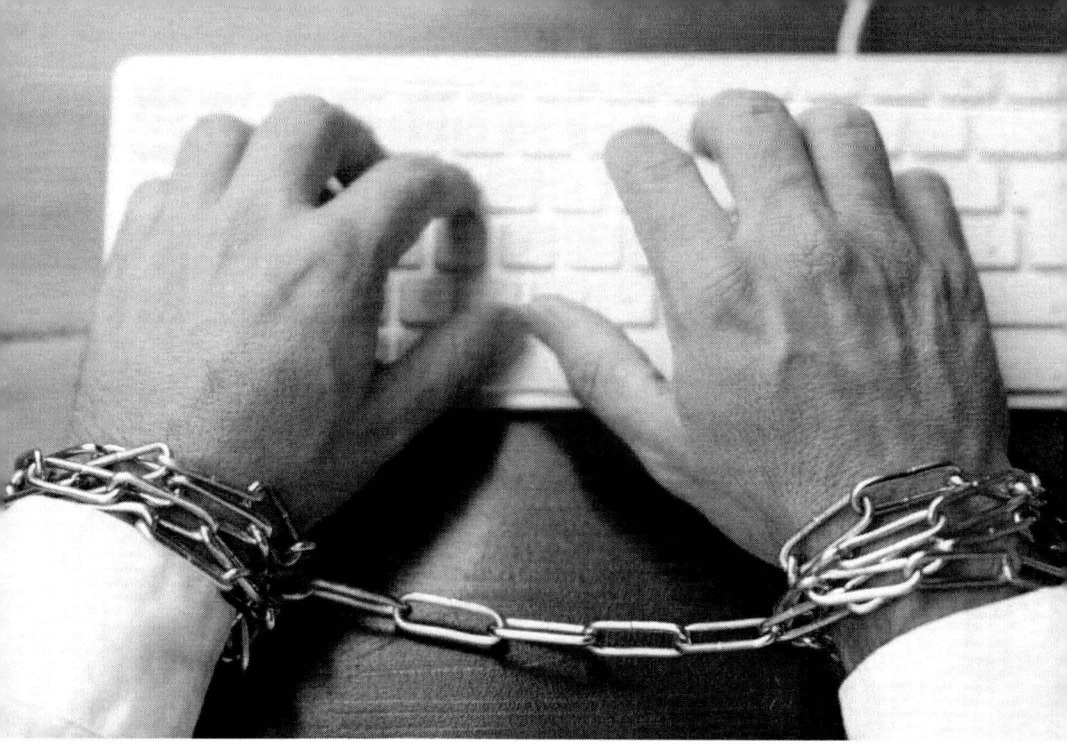

24. Kapitel: Zensur Teil II

Viele Journalisten sind derzeit sehr unglücklich mit ihrem Beruf, denn sie können nicht schreiben was sie denken und was sie herausgefunden haben. Es wird ihnen gewissermaßen verboten, außerhalb des vorgegebenen Narrativs zu berichten und eigene Meinungen oder Stellungnahmen zu veröffentlichen. Das widerspricht ganz klar der Meinungs- und Pressevielfalt. Vielmehr wird von oben herab über die Hierarchieebenen eine Meinung vorgegeben. Woher dieses Narrativ generell gesteuert wird, bleibt indes unklar. Jedoch berichten viele Journalisten darüber, dass sie persönlich betroffen sind und keine freie

Hand haben in der Art und Weise, wie sie berichten.

Weiterhin verschwinden hunderte und sogar tausende von Videos bei YouTube oder Facebook. Beiträge werden gelöscht. Seiten mit über 100.000 Abonnenten werden zensiert, Filmbeiträge auch einzeln gelöscht. Offenbar Handeln viele Plattformen und Sendestationen in einer Art vorauseilendem Gehorsam. Es gibt wohl eine Leitlinie der Regierungen, die jeweils an die Medienhäuser weitergegeben wird mit der Bitte solche Beiträge kritisch zu betrachten. Dem kommen die Medienhäuser dann anscheinend freiwillig sehr schnell nach und entscheiden lieber einen Beitrag zu viel, als zu wenig zu löschen.

Diese Zensur muss sehr kritisch betrachtet werden, denn umso weniger Fakten in die Öffentlichkeit gelangen und umso weniger ein offener Diskurs stattfinden kann, desto weniger weiß die Öffentlichkeit über die tatsächlichen Umstände Bescheid und ist leichter manipulierbar. Das ist eine höchst bedenkliche Entwicklung. Redefreiheit, Meinungsfreiheit, Versammlungsfreiheit, Pressefreiheit wurden früher verehrt wie heilige Instanzen. Nun werden sie behandelt wie ein Gefährdungspotenzial.

Wissenschaftler und Ärzte beklagen, dass ihre Fachexpertise nicht gehört wird, sobald sie sich gegen Impfungen aussprechen. Sie werden dann per se denunziert und ihre Argumente werden von der Presse nicht mehr angenommen. Die Presse galt früher als Machtkorrektiv. Heute ist sie in vielen Teilen unterwandert von Politik und von der Finanzwelt. Kritik unerwünscht.

Man kann nur hoffen, dass immer mehr Journalisten aufstehen werden und sich zu Wort melden. Eben auch mittels eigener Seiten, eigener Videos und eigener Bücher. Zum Glück leben wir in einem Zeitalter, in dem Jedermann schnell und direkt tausende von Menschen erreichen kann. Die Zensur schafft es niemals, alle Internet-Kanäle zu stoppen. Letztlich kann und darf auch Jedermann zu seinem eigenen Journalisten werden und seine Standpunkte veröffentlichen. Auch das ist Pressefreiheit.

Eine sehr erfreuliche Ausnahme macht ausgerechnet die BILD Redaktion. Ich war außerordentlich verblüfft, als ich mir auf dem BILD Kanal auf YouTube hierzu einige aktuelle Beiträge angesehen habe. Mit welcher Vehemenz und gleichzeitig mit welcher journalistischen Geradlinigkeit die Akteure hier die Ansichten von Regierung und von anderen Medien demontieren, ist herzerfrischend. Ich wusste gar nicht mehr, dass es so etwas derzeit noch gibt.

Offenbar verfügt die BILD Zeitung über ein solches Standing, dass es tatsächlich keine Angst haben muss, irgendjemandem auf die Füße zu treten, sich unbeliebt zu machen oder gar Leser zu verlieren. Aus dieser autarken Machtposition kann dann auch das Credo von der 4. Macht im Staat gelebt werden.

Zum Thema Zensur empfehle ich die folgende Sendung:

https://www.youtube.com/watch?v=9Ef_6jGTaKQ, Stand: 02.11.2021

Die Kernaussagen hierin sind: Es ist das den meisten völlig unbekannte Netzwerkdurchsetzungsgesetz (NetzDG), mit dessen Hilfe der Staat unliebsame Beiträge ohne Umwege entfernen lassen kann. Da die Betreiber und die redaktionell Verantwortlichen der Internetportale persönlich haftbar gemacht werden können, wenn sie gegen das Gesetz verstoßen, ist so etwas wie eine Art *Overblocking*, also eine Überreglementierung entstanden. Es werden Beiträge gelöscht, weil schlicht Angst herrscht, aus Unkenntnis heraus irgendwelche Fehler zu machen.

Der Anwalt Joachim Steinhöfel jedoch ist sich sicher: 95% der Zensuren basieren gar nicht auf dem NetzDG, die Betreiber der großen Plattformen verstoßen mit ihrer Löschung der Inhalte daher vielmehr selber gegen andere Gesetze und Rechte, sodass er jedenfalls die Erfahrung gemacht hat, in fast allen Fällen vor Gericht zu obsiegen. In fast allen Fällen kann er seinen Mandanten helfen, vor einem Gericht die Widerherstellung gelöschter Seiten zu erreichen.

Das ist gut zu wissen: Wer hätte gedacht, dass die Gericht hier doch schon so eindeutig sind. Es ermutigt auch jeden, der selber davon betroffen ist, den Rechtsweg einzuschlagen und nicht vor der scheinbaren Größe von YouTube, Google & Co zu kapitulieren. Die Gerichte machen also ihre Arbeit nach wie vor. Das ist auch gut zu hören.

In einem weiteren sehr denkwürdigen Beitrag schaffte es die BILD Redaktion allen Ernstes, Karl Lauterbach ins Kreuzverhör zu nehmen und der wurde auch nicht geschont. Er wurde journalistisch hart angepackt und das zu Recht, denn wer austeilen kann, der sollte auch einstecken können. Auf die Frage, wieso Lauterbach immer wieder gefordert hatte, die Schulen zu schließen, obwohl sich dies nun als falsch herausgestellt haben, sagte dieser, das hätte er **nie** getan.

Hää? Habe ich die letzten achtzehn Monate das alles nur geträumt? Gibt es noch einen anderen Karl Lauterbach, von dem ich die ganze Zeit über in den Berichten gelesen habe?

Sodann wurde er von den Journalisten mit verschiedenen Tweets konfrontiert, in denen er dies früher genauso geäußert hatte. Lauterbach ruderte sofort zurück und behauptete jetzt: Das habe er doch *ganz anders* gemeint.

Will uns da jemand an der Nase herumführen, der heute dies und morgen das Gegenteil davon behauptet? Er wurde noch mit einer Menge anderer Fakten konfrontiert, die belegen, dass fast alle seiner Prognosen vollkommen falsch waren. Aber sehen Sie selber:

Quelle:
https://www.youtube.com/watch?v=Z_OiAXHoYH0,
Stand: 02.11.2021

Da BILD einen großen Einfluss genießt, wird es nur eine Frage von wenigen Monaten sein, bis die Meinung der Bevölkerung kippen wird. Schaut man sich die Anzahl der Klicks der jeweiligen Sendungen an, erkennt man schnell, dass der Hunger der Menschen riesig ist, nach ungeschminkten Fakten und nach der geprüften und differenzierten Wahrheit. Und BILD abstellen, das wird niemand wagen.

Der Etatismus (eine ausschließlich auf das Staatsinteresse eingestellte Denkweise) wird dann auf das ursprüngliche Ausmaß wieder zurückgefahren werden, sobald die Menschen durch die Presse wieder mit differenzierten Analysen versorgt werden. Damit erfüllt sich auch die Funktion der Presse- und der Meinungsfreiheit als Verhinderung desselben.

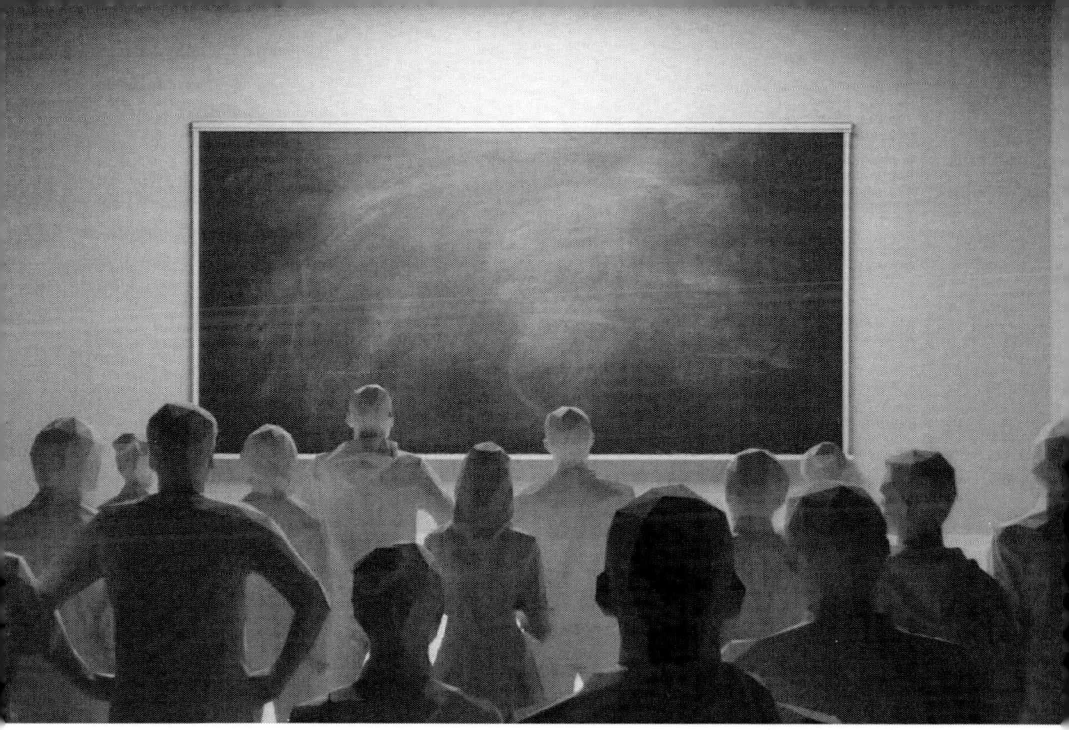

25. Kapitel: Wissenschaft steht auf, der Corona Ausschuss

Unter dem Motto *Wissenschaft steht auf,* gibt es auch hierzulande eine Vereinigung von Wissenschaftlern, die öffentlichkeitswirksam einen Netzwerkverbund gegründet haben. Die Inhalte sind absolut empfehlenswert, weil sie eine ganz andere Fakten-Seite zeigen. Sie finden unter den angegebenen Quellen kurze Statements oder Videobeiträge:

https://www.wissenschaftstehtauf.de/, Stand: 30.10.2021

https://www.youtube.com/channel/UCE18g2_ufLHsHyaRTUR_bSQ/videos, Stand: 30.10.2021

Es sind hier nicht nur Mediziner oder Biologen beteiligt, sondern Wissenschaftler aller Couleur, also Mathematiker, Neurowissenschaftler, Philosophen, Psychologen, Chirurgen, Physiker, Therapeuten, Chefärzte, Rechtswissenschaftler, Kommunikationswissenschaftler und so weiter.

Im Folgenden einige Beispiele:

Da gibt es zum Beispiel Frau Dr. Rebekka Leist. Sie berichtet davon, dass Patientinnen mit Kinderwunsch seit einiger Zeit nun einen Abgang erleiden würden. Auffällig oft immer dann, wenn sie geimpft waren. Dies sei ihr aufgefallen und das wollte sie nun öffentlich machen. Von offizieller Seite heißt es hierzu, dass die Impfungen keinen Schaden bei Schwangeren erzeugen würden. Auffällig ist dabei jedoch, dass die Teilnehmerinnen der Impfstudien sich ausdrücklich bereit erklären mussten, nicht schwanger zu werden und anscheinend von Seiten der Pharmaindustrie doch Bedenken im Hintergrund waren bezüglich Schadensersatzforderungen.

Dr. Reid G. Sheftall, der am bekannten MIT Physik gelehrt hatte und danach ein medizinisches Studium zum Chirurgen in hervorragender Weise absolvierte und heute Chirurg ist, kommt zu folgenden Ergebnissen: Er deckt in seinem Beitrag zweifelsfrei anhand einer Statistik auf, dass ausgerechnet die Länder mit den höchsten Durchimpfungsraten die meisten Coronafälle haben, wohingegen die Länder mit den niedrigsten Impfquoten eben die wenigsten Coronafälle verzeichnen würden. Er sagt selber, dass das ein eindeutiger Widerspruch ist zu dem, was uns in den Medien und durch die Politik ständig vermittelt wird. Nämlich, dass nur die

Impfung helfen kann gegen eine Erkrankung und immun machen kann. Offensichtlich stimmt diese Aussage aber nicht, wie der Fachmann anschaulich erklärt.

Dr. med. Thomas Sarnes ist Chirurg und er war Chefarzt. Er blickt auf ein 40-jähriges Berufsleben zurück, bei dem er auch als Orthopäde, als Notarzt, als Infektiologe und als Tropenmediziner, auch während eines Einsatzes in Vietnam eingesetzt war. Er weist in seiner Videoansprache auf eindringliche Weise daraufhin hin, dass die sämtlichen Coronamaßnahmen irrwitzig sind. Nach wissenschaftlichen Gesichtspunkten würden sie überhaupt keinen Sinn ergeben. Politiker würden sich ständig wiederholen und Parolen verkünden, Berater der Regierung würden lieb Kind mit der Pharmaindustrie machen. Um die Patienten würde es in keinem einzigen der Fälle gehen. Andere Interessen würden im Vordergrund stehen.

Es kommt auch Prof. Dr. Dietrich Murswiek zu Wort, der Rechtswissenschaftler im Bereich Staats- und Völkerrecht ist. Er spricht davon, dass ein unfreiheitliches Pandemie-Regime implementiert worden sei und dass Kontaktverbote verhängt wurden, weil jeder Mensch als potentiell gefährlich angesehen wurde. Jeder Mensch musste also in der Folge durch Ablegen eines Testes oder durch Vorlage von Impfdokumenten beweisen, dass er als ungefährlich gelten würde. Das sei nicht mehr konform zu geltenden juristischen Normen.

Menschen mussten sich erklären, wenn sie nachts die Wohnung verließen und von der Polizei angehalten wurden, was sie da machten und wohin sie gehen würden. Man kann derzeit nicht mehr ohne weiteres ein Geschäft, ein Gasthaus, einen Konzertsaal betreten, wenn man nicht entsprechende Dokumente vorweisen kann. Die Gerichtsbarkeit sei in demselben Zuge umgangen worden. Sie ist aber dafür geschaffen, solche Maßnahmen zu überprüfen.

Er macht weiterhin deutlich, dass die anfangs harschen Maßnahmen noch berechtigt erschienen, weil über Corona so wenig bekannt war. Die lange andauernden Einschränkungen seien aber für einen Rechtsstaat nicht nur untypisch, sie seien absolut unverhältnismäßig. So etwas habe es noch nie gegeben. Er appelliert an alle Bürger, sich nicht an solche Zustände zu gewöhnen. Die Regierungen wären aufgefordert, nun Abstand zu nehmen von früher getroffenen Einschätzungen und wieder zur Normalität zurückzukehren.

Die Diplom-Psychologin Katy Pracher-Hilander wiederum meldet sich zu Wort, weil sie gemerkt hat, dass Medien und Regierungen Mittel und Methoden verwenden würden, die aus der Sozialpsychologie stammen würden, also aus ihrem Fachgebiet. Es fällt ihr deshalb leicht, diese Mechanismen zu durchschauen und sie warnt eindringlich davor, dass die Gesellschaften von oben gesteuert werden mit psychologischen Manipulationsmethoden die bekannt und erforscht sind. Sie resümiert weiter, dass sie einerseits ein groß angelegtes medizinisches Experiment vermutet, dass gleichzeitig verknüpft ist mit einem sozialpsychologischen Experiment und entsprechenden Effekten.

Es ist eine Sensation, sogar einen der Pioniere der mRNA Forschung unter dieser Netzwerk-Bewegung zu finden, namentlich Dr. Robert Malone. Er sagt, dass das Spike-Protein dem menschlichen Genom zeigen soll, wie es mit dem Virus umzugehen habe. Es sei aber bereits an sich sehr gefährlich, es sei toxisch. Er weist darauf hin, dass das Spike-Protein frei im Körper verbleibe und dessen Funktion und Wirkungsweise im Verlauf der Zeit völlig ungeklärt ist. Auch habe es hierüber keine ausreichenden Tierversuche gegeben, um den Einsatz an Menschen zu rechtfertigen. Die amerikanische Zulassungsbehörde FDA habe wohlwollend über diese Unklarheiten hinweggesehen und anscheinend unter politischem Druck das Ganze dennoch frei gegeben. Er selber habe die FDA ausdrücklich darüber in Kenntnis gesetzt und gewarnt, was jedoch kein Gehör gefunden habe.

Dr. med. Thomas Ly wiederum berichtet sehr nüchtern von den Fallzahlen in Thailand und in China. In Thailand gäbe es einen Corona Toten auf eine Millionen Einwohner. In China, dem Land wo das Coronavirus eigentlich herkommen soll, gebe es drei Tote auf eine Millionen Einwohner. In Deutschland seien es über achthundert Corona zugeordnete Todesfälle auf eine Millionen Einwohner.

Er hat sich die Frage gestellt, woher diese Diskrepanz kommen könne und er ist zu der Schlussfolgerung gelangt, dass es damit zusammenhängt, dass in den vorgenannten Ländern Thailand und China Menschen nur zum Arzt gehen, wenn sie sich schlecht fühlen, wenn sie also Symptome haben. In Deutschland galt dieses Verhalten vor Corona auch als normal. Man ging nur zum Arzt, wenn man Beschwerden hatte.

Aber nun würden alle Menschen getestet und es würde überprüft werden, ob mit ihnen irgendetwas nicht in Ordnung sein könnte und dies wird dann später in die Mortalitäts- Betrachtung miteinbezogen. Der Rückschluss lautet dann später: Es muss sich im Zweifel um einen Coronatoten handeln. Seiner Einschätzung nach bestehen gute Gründe anzunehmen, dass die diesbezüglichen Statistiken konstruiert sind und dass sie nicht der medizinischen Realität entsprechen würden.

Diese Aussage wird auch unterstrichen von dem Mathematiker Prof. Dr. Stephan Luckhaus, Seniorprofessor am mathematischen Institut der Universität Leipzig. Er ist Experte auf dem Gebiet der Statistik und er war Mitglied der Leopoldina, also der Nationalakademie, die auch die Regierung berät. Als seine Meinung allerdings nicht mehr gehört werden wollte, hat er aus eigenem Entschluss die Leopoldina verlassen. Er stellt klar, dass die in der Corona-Politik verbreiteten Statistiken nichts mit guter mathematischer Datenerfassung und Auswertung zu tun haben.

Diese Statements Einzelner setzen sich weiter fort und es kommen ständig neue Beiträge dazu. Es lohnt sich für Sie, sich diese im Original anzuschauen.

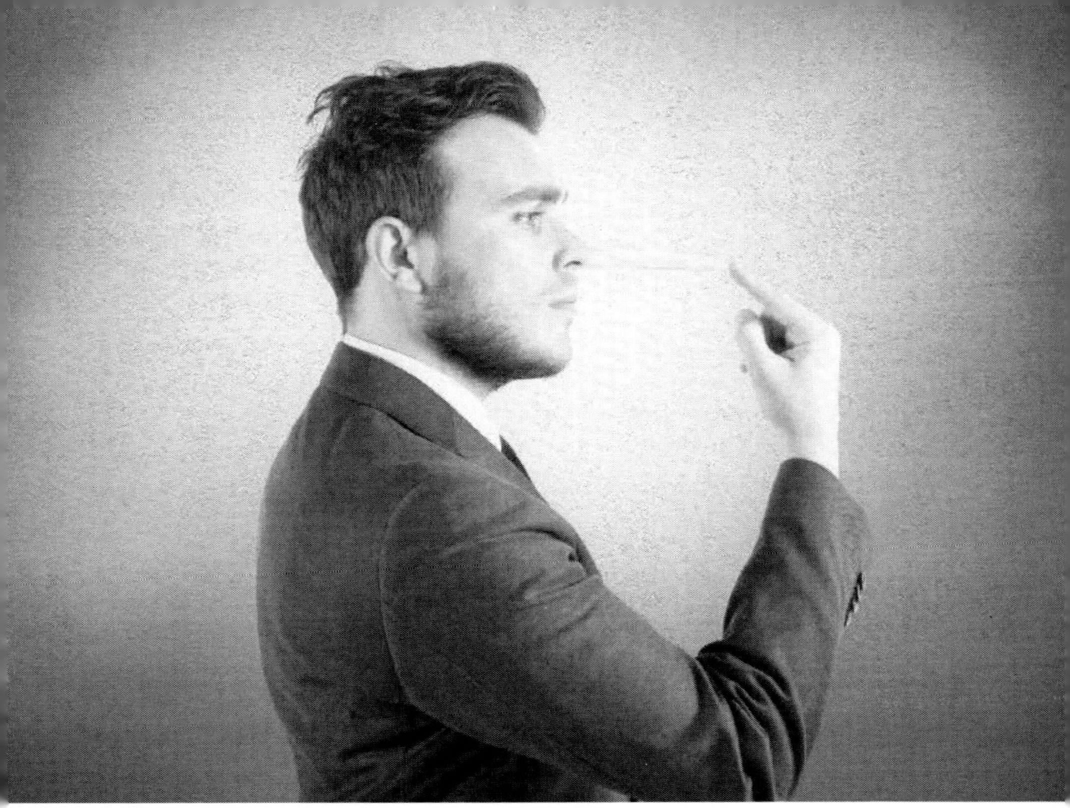

26. Kapitel: Das RKI – *So falsch wie nie?*

Auf der Seite des RKI (Robert-Koch-Institut) bin ich auf einen sehr interessanten Beitrag gestoßen. Ein Mitarbeiter des RKI bringt es selber auf den Punkt. Dr. Thomas Harder leitet sein Video mit folgenden Sätzen ein:

„Ein idealer Impfstoff wäre zu 100% wirksam, hätte keine Nebenwirkungen, wäre kostengünstig und wäre überall verfügbar. **Wir wissen alle, dass es einen solchen Impfstoff nicht gibt.“**

(Quelle: https://www.youtube.com/watch?v=Ak5Kox0pSmg, Stand: 30.10.2021)

Ich finde diese Aussage deshalb so bemerkenswert, weil sie vom RKI stammt, aber weil sie in den Leitmedien nicht zu lesen ist. Die Mehrheit der Bevölkerung wird doch gerade jetzt unablässig mit gegenteiligen Informationen gefüttert.

Doch was ist, wenn Nebenwirkungen eintreten?

Hierzu Ein Zitat von br24:

„Die Beweislast liegt grundsätzlich beim Geschädigten

Wer Schadensersatz will, trägt die Beweislast, muss also zeigen, dass der eingetretene Schaden mit "Wahrscheinlichkeit" auf die stattgefundene Schutzimpfung zurückzuführen ist. Ob mehr für einen Ursachenzusammenhang zwischen Impfung und Schaden spricht, als dagegen, ist im Alltag genau der Streitpunkt, der vor Gericht landen kann.

Aus Sicht der Geschädigten kann dies viel Zeit kosten, da die Gerichte auf Fachgutachten angewiesen sind. So mussten Impfopfer der sogenannten "Schweinegrippen-Impfung" über 5 Jahre auf ein Gutachten des zuständigen Paul-Ehrlich-Institutes warten, bis ein ursächlicher Zusammenhang bestätigt wurde.“

(Quelle: https://www.br.de/nachrichten/wirtschaft/coronaimpfschaeden-wer-haftet-und-wie-hoch-ist-der-schadenersatz,SMRpwRK, Stand: 02.11.2021)

Von den Bürgern wird verlangt, sie sollten sich solidarisch zeigen. Umgekehrt scheint das wohl nicht gerade zu gelten. Alle Impflinge sollten das wissen: Sollte es im Falle des Falles wirklich zu schweren Nebenwirkungen kommen, werden sie zunächst ganz alleine dastehen. Erst mit viel Aufwand kann es zu einer Anerkennung des Schadens kommen, was mitunter viele Jahre zähen Kämpfens auch vor Gericht in Anspruch nehmen wird. Das ist aber eine zusätzliche Belastung, der sich nur die wenigsten stellen werden, weil es kaum leistbar sein wird. So gerät man mit einem mal sprichwörtlich vom Regen in die Traufe.

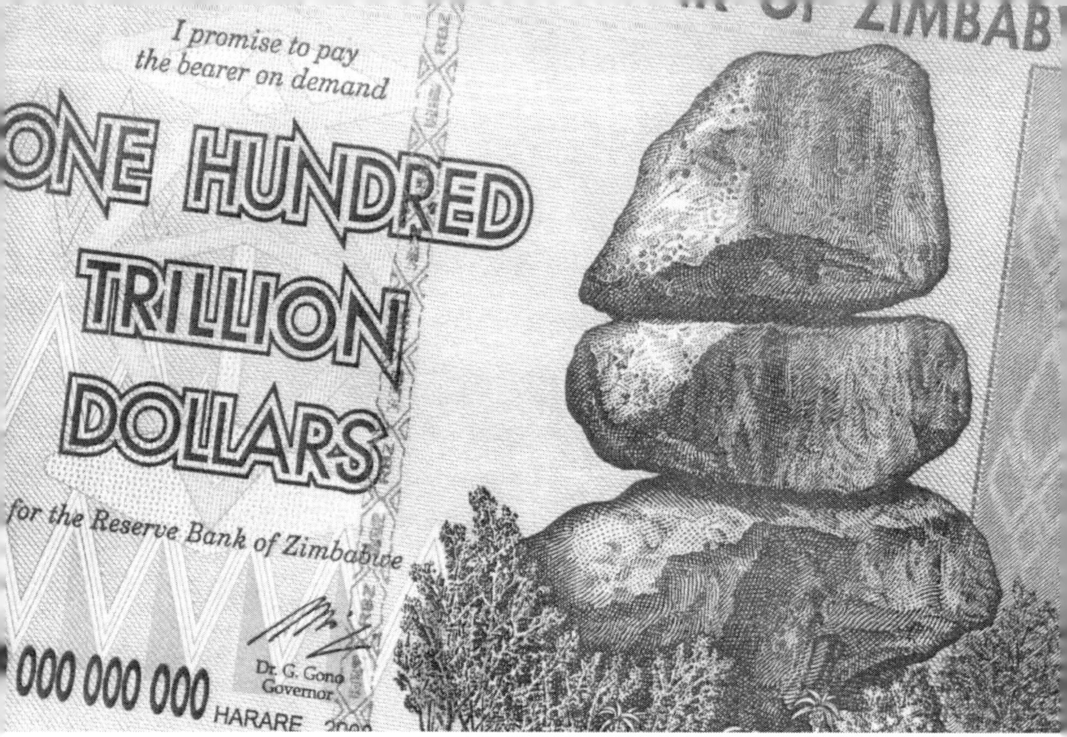

27. Kapitel: Bashing von SputnikV – *Es ging nur ums Geld!*

Der Sputnik V Impfstoff aus Russland war der erste Impfstoff, der auf dem Weltmarkt verfügbar war. In Teilen der Welt wurden die Russen gefeiert für diesen Schritt, doch gerade hierzulande wurde ironischerweise Kritik geübt aus einem bestimmten Grund: Die Entwicklung sei *zu schnell* gegangen. Bisher sei es dem russischen Hersteller nicht gelungen, genügend valide Daten zu liefern, um die Sicherheit nachzuweisen, so die EU Kommissionspräsidenten Ursula von der Leyen.

Diese Kritik stammt von denselben Quellen, die kurze Zeit später die westlichen Impfstoffe als ausreichend getestet empfohlen haben, obwohl sie ebenso schnell auf den Markt geworfen wurden.

Diese Doppelzüngigkeit ist meiner Meinung nach sehr auffällig. Wie kann man einerseits das Bestreben eines anderen Landes verurteilen, sehr schnell einen Impfstoff zu entwickeln, wenn man selber genau dieselben Methoden anwendet und auch in fast derselben Geschwindigkeit mit abgekürztem Studien experimentelle Stoffe auf den Markt bringt?

Man unterstellte den russischen Herstellern, sie hätten offenbar keine Kontrolle darüber, welche Eigenschaft ihr Impfstoff habe und es gäbe wohl Probleme beim Herstellungsprozess. Ist das nicht genau dasselbe, was Impfgegner hierzulande über die westlichen Impfstoffe berichten?

Sachstand heute ist: Der russische Impfstoff Sputnik V ist in der EU immer noch nicht zugelassen. Auch die WHO wartet mit einer Notfallzulassung. Trotzdem ist Sputnik V in mehr als 70 Ländern registriert und ist damit weltweit zum Exportschlager geworden. In Russland wurden 30% der Bevölkerung damit geimpft.

Weiterhin ist bekannt, dass mit Sputnik V im Ausland geimpfte deutsche Staatsbürger keine Anerkennung für ihre Impfung in einem deutschen Gesundheitsamt erhalten. Wobei Sputnik V in einer Studie im renommierten *The Lancet* als hochgradig wirksam eingestuft wurde. Auch solche Fakten deuten darauf hin, dass hier mit zweierlei Maß gemessen wird, was sehr auffällig ist.

Russland ist aber nach wie vor nicht untätig, sondern hat mittlerweile sogar insgesamt fünf Impfstoffe gegen Corona entwickelt, wobei die letzte Variante auch gegen Delta wirksam sein soll. Diese Impfstoffe spielen bei uns in der aktuellen Debatte keine Rolle, so als wenn es sie nicht geben würde oder *nicht geben darf*.

Auch das deutet darauf hin, dass hier vor allem ein marktwirtschaftliches und kein humanitäres Interesse dominiert. Die westlichen Hersteller wollen ganz sicher keinen weiteren Konkurrenten dulden, der ihnen den großen Kuchen streitig machen würde. Das ist die traurige Realität. Und da gibt es immer noch Menschen unter uns, die nicht erkennen wollen oder können, dass es hierbei nur ums Geld geht und um nichts anderes.

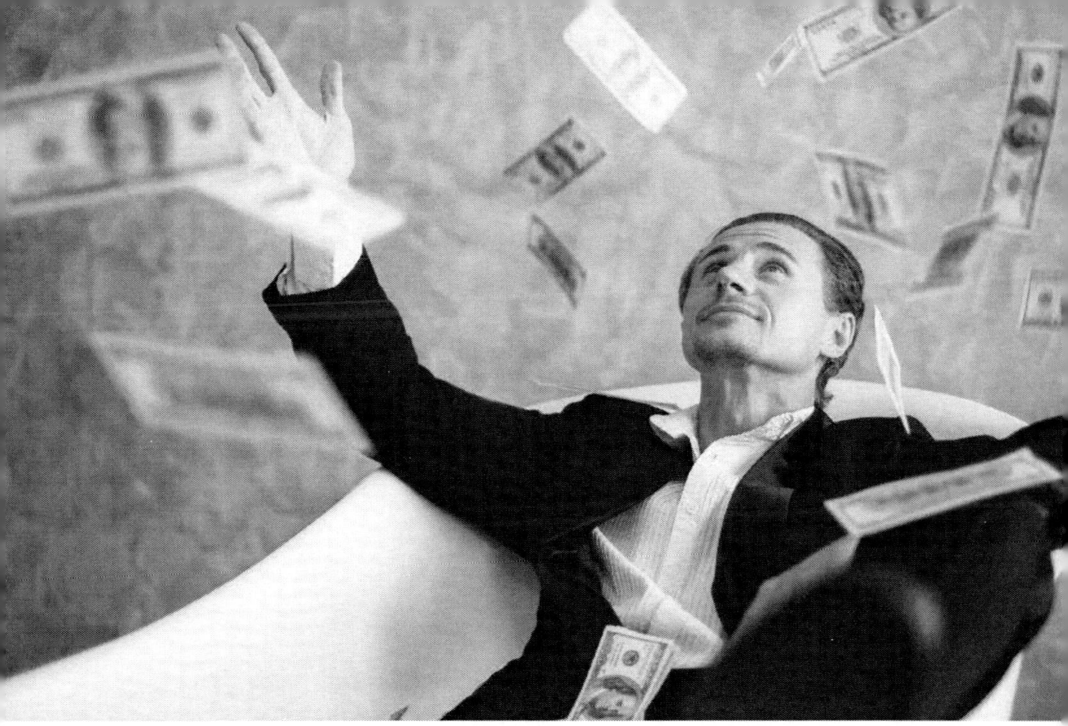

28. Kapitel: Daten, Zahlen, Fakten – Der letzte Stand

Bundesweit haben sich seit Februar bereits 95.487 vollständig Geimpfte mit dem Coronavirus infiziert, wie aus dem Wochenbericht des Robert-Koch-Instituts (RKI) hervorgeht. Allein in den vergangenen drei Wochen gab es 41.000 Fälle. Alle Hersteller sind betroffen. „Jetzt schon melden Gesundheitsämter, dass die Hälfte der Neuinfektionen auf vollständig Geimpfte entfalle, die Tendenz ist steigend", warnt Thomas Preis, Chef des Apothekerverbands Nordrhein." (Quelle: https://rponline.de/panorama/coronavirus/coronavirus-impfdurchbrueche-wieso-kommt-es-zu-immer-mehr-impfdurchbruechen-in-deutschland_aid-63742715, Stand: 29.10.2021).

Diese Schlagzeilen setzen sich nun durch und sind nicht mehr zu leugnen. Was die Kritiker immer vorhergesagt haben, tritt ein und das Kartenhaus der Impfstoffsicherheit und -wirksamkeit fällt nun nach und nach in sich zusammen. Die Zahl der geimpften Erkrankten wird immer größer und die Zahl der ungeimpften Kranken im Vergleich kleiner. Wem dieser Klarbeweis nicht reicht, der wird es nie begreifen.

Die Lösung liegt aber schon bereit: Eine dritte Impfung muss her. Wenn aber die erste Impfung erfolglos war, es die zweite Impfung auch nicht geschafft hat, was bitte schön ist dann von der dritten Impfung zu erwarten? Wieso sind wir genau da, wo wir vor achtzehn Monaten waren, trotz Milliarden von Impfungen weltweit?

Soll danach etwa die vierte Impfung die Klärung bringen oder doch erst die fünfte. Oder gar die sechste, die siebte,… Zur Erinnerung: Die statistische Wahrscheinlichkeit eines Impfschadens wirkt sich nicht nur einmalig aus. Das *Russisch Roulette* wiederholt sich bei jeder Injektion neu. Die Einzelrisiken wirken bei jeder Impfung von vorne und neu, denn es gibt keine Immunisierung gegen Nebenwirkungen, was man ja laienhaft annehmen könnte.

Investigative Reporter von ARD und ZDF sind einer Story auf der Spur, die uns aufmerken lassen sollte. Es wird aktuell davon berichtet, dass viele westliche Länder nicht verbrauchte Impfdosen an ärmere Länder spenden wollten, so auch Deutschland. Also vergleichbar wie das bei Lebensmittelspenden während Hungersnöten oder bei Kleiderspenden während Erdbeben der Fall ist.

Die Reporter haben herausgefunden, dass die Hersteller dies aber **verbieten**. Betroffen sind alle namhaften Hersteller, also Moderna, Johnson & Johnson, AstraZeneca und auch unser *deutsches Erfolgsmärchen* Biontech/Pfizer ist dabei (Quelle: https://www.zdf.de/nachrichten/politik/corona-impfstoff-spenden-haftung-100.html, Stand: 30.10.2021)

Der Grund ist in allen Fällen derselbe. Man könnte meinen, die Hersteller hätten sich vorher abgesprochen, denn sie sprechen hierzu alle dieselbe Sprache. Die Rahmenverträge, welche unsere Regierungen mit den Herstellern geschlossen haben besagen nämlich, dass gekaufte Impfdosen nicht ohne Genehmigung der Hersteller weiterverschenkt werden dürfen. Ehrlich gesagt kann ich mir jetzt schon nicht vorstellen, dass solche Vertragsklauseln überhaupt rechtswirksam sind. Wenn ich ein Auto kaufe, kann ich das auch beliebig weiterverkaufen. Kaufe ich eine Uhr, dann gilt dasselbe. Wie konnten sich die Regierungen auf solche Klauseln überhaupt einlassen?

Obwohl also Organisationen wie *Ärzte ohne Grenzen* die sofortige Weiterleitung überschüssiger Impfvorräte fordern, weil sie sich dadurch erhoffen, Menschenleben zu retten, verhindern die Hersteller dies vehement. Sie fordern dafür zuerst eine Ausgleichszahlung in Milliardenhöhe! Ist das Erpressung? Ist das kriminell?

Im Klartext bedeutet das am Beispiel der deutschen Position: Deutschland subventionierte zuerst mit hunderten von Millionen Euro das Projekt Biontech und verzichtet auf eine Rückzahlung dieser Steuergelder. Biontech darf das Geld einfach so behalten. Danach macht Biontech Milliardenüberschüsse durch Verkäufe. Und nun will Biontech (ein deutsches Unternehmen!) den deutschen Staat nochmal zur Kasse bitten, damit dieser überschüssige Margen verschenken darf. Ist das moralisch irgendwie zu rechtfertigen?

Die Hersteller treibt nur eine Sorge um: Wenn Impfstoff verschenkt wird, könnten ihre Absatzmärkte schrumpfen. Außerdem wollen sie lieber sehen, dass die gekauften Vorräte auch durch die Länder selber verbraucht werden, damit anschließend die dritte (vierte, usw.) Impfung verkauft werden kann. Der *Konsum* soll also nicht nachlassen.

Ein weiterer Aspekt kommt aber dazu: Die Hersteller haben Sorge wegen der Haftung bei Schäden. Obwohl uns offiziell erklärt wird, die Impfstoffe seien sicher, wissen die Hersteller also doch selber, dass das nicht stimmt. Für die Vertragsstaaten gilt wohl eine Haftungsfreistellung (was juristisch fragwürdig ist, um es milde zu formulieren). Werden die Stoffe nun weiterverschenkt und melden sich demnächst die Angehörigen von 1.000 Impftoten mittels Sammelklage bei den Herstellern, so könnte es teuer werden. Sie brauchen also auch die Freistellung für diese Länder.

Eines wird auch klar: Die Impfstoffhersteller bedienen sich riesiger Anwaltskanzleien. Neben die Mediziner aus den Forschungsabteilungen gesellt sich ein Heer von Juristen, das alles daran setzt, die Unternehmensziele zu erreichen: Maximale Gewinne! Menschenleben scheinen da nachrangig zu sein.

Wer jetzt immer noch glaubt, dass die Hersteller mit ihren

guten Gaben die Welt retten wollen, der glaubt auch, dass der Weihnachtsmann die Geschenke verteilt. So einfach ist das.

Nach einem aktuellen Beschluss der U.S. FDA (Food and Drug Administration) gibt es von dort keine Empfehlung mehr für die Drittimpfung für alle Menschen.

„Ein Gremium der US-Arzneimittelbehörde FDA empfiehlt Corona-Auffrischungsimpfungen mit dem Mittel von Biontech/Pfizer nur für ältere Menschen und Risikogruppen. Die einflussreiche Gruppe von Wissenschaftlern kam am Freitag nach stundenlanger Diskussion zu dem Schluss, dass vorliegende Daten eine allgemeine Einführung einer dritten Impfdosis für Menschen älter als 16 Jahre nicht rechtfertigten."

(Quelle: https://www.aerztezeitung.de/Nachrichten/FDA-Gremium-spricht-sich-gegen-Booster-Impfungen-fuer-alle-aus-422920.html, Stand: 28.10.2021)

Auch die deutsche STIKO spricht derzeit keine Empfehlung für alle mehr aus. Der deutsche Ärztepräsident sieht ebenfalls keine realistische Chance für eine Drittimpfung für alle, denn die Ärzte melden nach und nach Widerspruch an.

Die Hersteller sehen das natürlich anders: Sie forcieren die Werbung und wollen unbedingt im sechs-Monats-Takt weiterimpfen. Ohne Ende. Ein Impf-Abo ist jetzt die neuste Idee. Biontech wurde schlagartig von einer kleinen Klitsche zu einem der wertvollsten Unternehmen der Welt. Wert derzeit: 100.000.000.000€. Ziel: Das Fünffache davon, also eine halbe Billion €. Wer bestreitet, dass dies der größte Wirtschafts- und Finanzcoup aller Zeiten ist, der wird auch weiterhin in seiner Phantasieblase leben (oder in der Matrix, s.o.). Hier ging es nie um Milliarden Menschen. Hier geht es um Milliarden Euro.

Die Anschrift von Biontech lautet übrigens: „An der Goldgrube 12“. Noch irgendwelche Fragen?

SCHLUSS

Wer sich nicht impfen lässt, der muss auch die Konsequenzen tragen. So ein geflügeltes Zitat unserer Tage.

Richtig ist aber umgekehrt:

Wer sich impfen lässt, der muss auch die Konsequenzen tragen.

Im Übrigen und so traurig es klingen mag: Der Tod gehört zum Menschsein dazu. Er wohnt der Natur immanent inne. Er lässt sich nicht abstellen. Es ist ein Kommen und Gehen auf dieser Erde und das seit Milliarden von Jahren und diesen Kreislauf zu 100% künstlich zu durchbrechen ist ein Ansinnen, von dem Menschen zwar träumen, das aber der Natur zuwider ist.

Sicherlich wünschen wir uns Fortschritt und Sicherheit. Das ist richtig. Aber nicht um jeden Preis. Das ist auch richtig. Jeder Moment im Leben hat eine Bedeutung. Auch jetzt gerade. Wir dürfen das Leben nicht verlernen. Wir können uns nicht dauerhaft wegsperren, uns isolieren und medizinisch überversorgen, nur um nicht an Corona zu erkranken. Letztlich sterben die Menschen dann an sozialer Vereinsamung und leiden dauerhaft an seelischen Erkrankungen. Ist das etwa besser?

Ursächlich für die drastische Entwicklung waren nie

internationale Verschwörungen, das Verbreiten von Fakenews, die Unfähigkeit von Ämtern oder Behörden oder die Machenschaften von Regierungen oder Herstellern. Ursächlich war, dass so viele Menschen bereitwillig mitgemacht haben bei diesem größten Experiment der Menschheitsgeschichte und sich nicht von Anfang an dagegen gewehrt haben oder zumindest kritisch geäußert haben. Niemand hätte sich impfen *müssen*. Das war freiwillig.

Solange die Leute mitmachen, geht es weiter. Sobald sie aufhören und wieder lernen auf ihr Bauchgefühl zu hören, wird es enden.

Nach allem was ich beobachte, wachen die Menschen jetzt aber nach und nach auf: Ärzte, Wissenschaftler, Eltern, Behördenmitarbeiter, Journalisten, Künstler und Leute wie du und ich.

Es ist zu erkennen, dass die Anzahl der kritischen Meldungen sich von Tag zu Tag steigert. Die Zahl der Impfschäden, der Nebenwirkungen und der Impfdurchbrüche nimmt objektiv betrachtet dynamisch zu, die Inzidenzen steigen in Korrelation zu den Impfraten besonders hoch an und Hersteller geben zu, dass die Wirkung der Impfstoffe bereits nach sechs Monaten nachlassen würde. Die Impfkampagne ist zum Stillstand gekommen. Aber auch die bereits Geimpften fragen sich nun, ob sie sich wirklich erneut impfen lassen sollten. Viele haben keine Lust mehr. Die Menschen sind es satt und wollen ihr altes Leben wieder zurück. Ab sofort wieder *ohne* erneute Gegenleistung.

Meine Prognose zum Ende dieses Buches lautet deshalb so:

Geben Sie uns noch sechs Monate, maximal ein Jahr. Dann wird die weltweite Impfkampagne in die Geschichte eingegangen sein als der größte medizinische Fehlschlag aller Zeiten. Man wird festgestellt haben, dass die Impfstoffe weitgehend wirkungslos waren, dass sie jedoch zeitgleich eine enorme Anzahl von Nebenwirkungen und Toten produziert haben. Die Regierungsverantwortlichen werden ihre Hände in Unschuld waschen. Die Hersteller werden von der Haftung befreit sein. Die vielen hundert Milliarden Dollar verschwinden in Firmenkassen oder auf versteckten Konten. Die Opfer werden mit leeren Händen da stehen. Corona wird es dennoch unverändert geben und wir alle lernen erstmals damit auf natürliche Weise klarzukommen.

Impfstoffentwicklung benötigt Zeit, sehr viel Zeit. Möglicherweise wird es in einigen Jahren einen Impfstoff geben, der einen ausreichenden und guten Schutz bietet und dabei gut verträglich ist, vielleicht auch nicht.

Wir werden also flächendeckend verstehen müssen, dass es andere Ansätze als Paniklockdown und Panikimpfung, blinden Gehorsam und totale Kontrolle, Zensur und Manipulation der Massen benötigt, um als Menschheit auf diesem Planeten zu bestehen. Wir müssen wieder zu unserem wahren Wesen zurückfinden.

Eine besondere Rolle kommt dabei jenen zu, die jetzt in dieser Krise weltweit immer wieder gezeigt haben, dass es auch anders geht, die sich nicht den Mund haben verbieten lassen, die eigenständig und auf der Grundlage rechtsstaatlicher Gesetze damit begonnen haben, Verantwortung zu übernehmen, die demokratische Initiativen zur Verhinderung der Desinformation starteten und die immer noch mutig voranschreiten und andere *aufwecken.* Solche Menschen braucht es jetzt besonders. Vielleicht gehören Sie ja auch schon dazu.

Somit glaube ich daran, dass wir es schaffen.

Gemeinsam!